安全衛生・人事労務スタッフにも役立つ

産業医の処世術三十六計

パナソニック健康保険組合産業保健センター所長
伊藤正人 著

中央労働災害防止協会

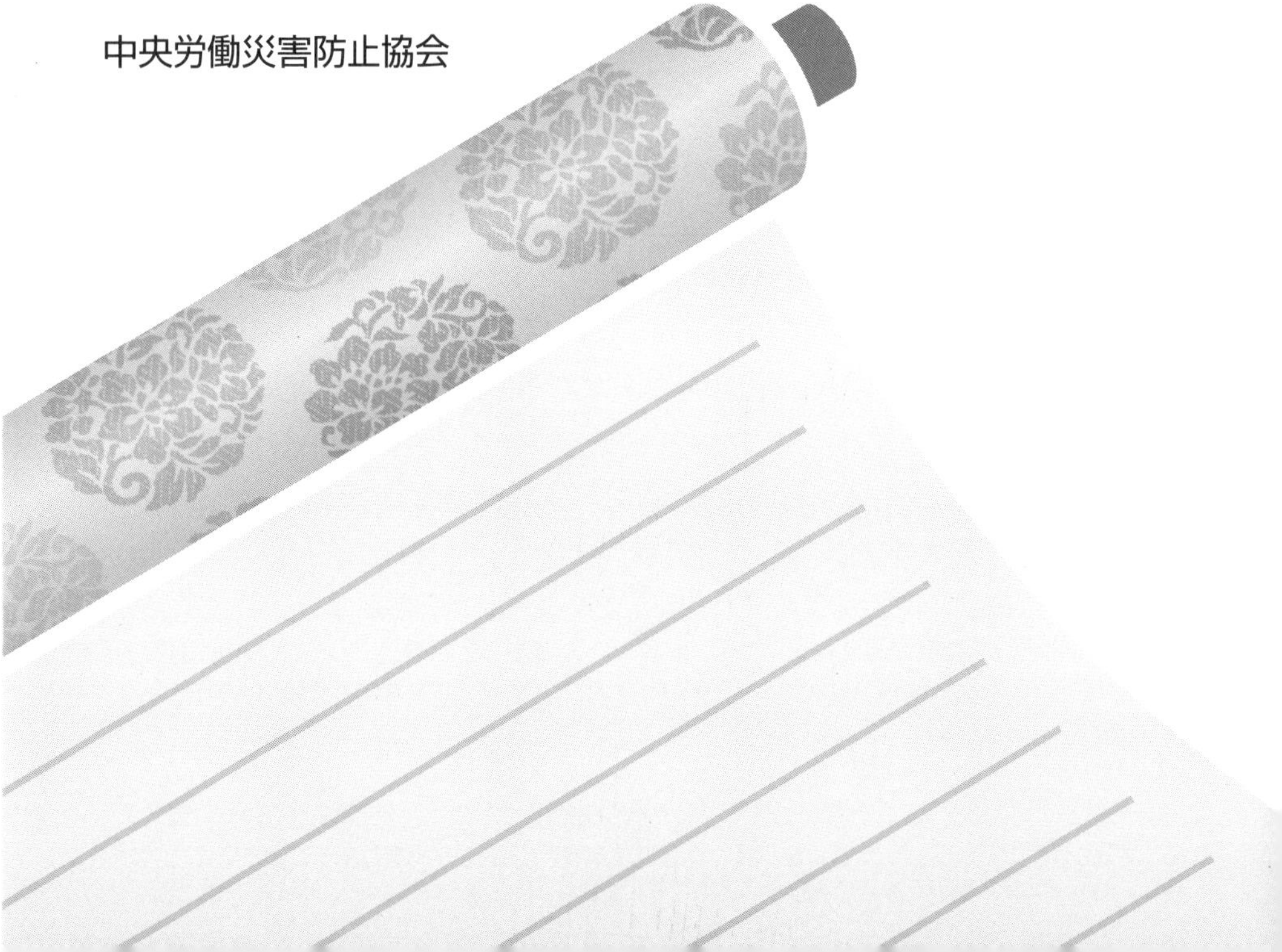

はじめに

産業保健は誰のため（何のため）にあるのでしょうか？　答えは一義的には「労働者」のためです。労働安全衛生法の趣旨において、「労働者の健康障害の防止ならびに保持増進」と規定されています。では他方、事業場にとってのメリットはないのでしょうか？　答えは「事業者にとっても大きなメリット」があります。その理由を述べます。

一点目です。事業者は雇用する労働者に対して安全配慮義務を負いますが、産業保健活動はこの分野を受け持つことで企業のリスク管理に大きく貢献しています。二点目ですが、昨今「健康経営」が一般化しております。これは労働者の健康を守り、快適で心理的安全性の高い職場環境を構築することで、ひいては労働者一人ひとりの労働生産性を増加させることと理解されます。産業保健は、その根幹資源の一つである人的経営をサポートする基幹活動だからです。

先の「化学物質の自律的管理」導入をきっかけに、我が国の産業保健は、従来の法準拠型から、欧米型の自主管理活動に大きく舵を切ろうとしています。その動きは今後、定期健診にも拡大する時代が到来することも予想されます。このような背景から、これらに関わる産業医・産業看護職などの産業保健スタッフの能力が企業全体のリスクヘッジや労働生産性に大きく関わってくると思われます。

産業保健活動の実施責任は事業者にあります。実際の業務は産業医・産業看護職などの産業保健スタッフが実施することが多いですが彼らだけでは完遂できません。安全衛生スタッフや人事労務スタッフなどと協力しながら、労働者や職場の課題を解決することが求められています。この本は産業医や産業保健スタッフを主語にして書かれていますが、カウンターパートである人事労務スタッフの働きや動きも極めて重要となります。つまり、課題のあるケースを「あるべき姿」に導くためには、認識を共有しておく必要があります。産業保健活動に関わる全スタッフが自らの立ち位置を理解し、必要に応じて「役割」を演じることも重要ですので、安全衛生スタッフや人事労務スタッフの方々にも、このような視点から目を通していただけると幸いです。

大きな会社では経験豊かな産業医がいますが、事業場が離れていたり、タイムリーに相談できないことも多いと思います。また産業医は自分一人だけで、相談する相手がおらず孤軍奮闘している場合もあるかもしれません。

この本では、産業医としての立ち位置・考え方や処世術をまとめております。それによって産業医としての立ち位置、考え方の基本をしっかりと身に付ける一助にしてもらえるとありがたいです。その上で、産業医という仕事を長く続けて「自分の持ち味」を作り、自身の成長の糧にしてください。このことは頭では理解できたとしても体得できなければ意味がありません。今後の業務のなかで、うまく体得できたことを実感できれば、きっと楽しみながら産業医業務を継続していけると思います。

また、産業医との関係構築に悩んでいる産業看護職や人事労務スタッフもおられると思います。そのようなケースでも「産業医のあるべき姿」を理解することで解決できることも多いと考えております。

この本は教科書には決して書かれていないことを中心に構成し、過去に著者が失敗した出来事や、事業場の方々や多くの先輩・同僚から教えてもらったエピソードをもとに執筆しました。少しでも皆様の良い気づきになれば幸甚です。

産業医科大学 産業生態科学研究所 産業衛生教授
ＩＴＯ労働衛生コンサルタント事務所 所長
パナソニック健康保険組合産業保健センター所長

伊藤　正人

二〇二三年一二月一日

目次

安全衛生・人事労務スタッフにも役立つ 産業医の処世術 三十六計

産業保健の難しさとは

産業保健業務の難しさや大変さとは何でしょうか？

まず一点目です。産業保健活動はその業務の種類が多く、カバーする分野も広い状況にあります。また通年で行っていない行事もあるので、少なくとも一年間は同一事業者に留まり、産業保健活動を経験しないと全体像が把握できないことです（**図1**）。

二点目です。産業保健業務の多くが、曖昧でつかみどころがないからです。臨床の世界では「形式知」である診断基準やエビデンスに基づく治療方針を決定できます。一方、産業保健の世界では、同じケースでも事業場や個人の背景が違うと、おのずと結果が変わってきます。つまり答えが一つでないことです。さらに必ずしも科学的ではない決まりや経験則の「暗黙知」で運用されていることも稀ではありません。そこがわかりにくい点だと思われます。参考に暗黙知を形式知に変換するモデルを**図2**に示しました。

三点目です。産業医は、十分な経験がない状況でも一人で様々な業務を担当せざるを得ません。つまり、業務に関して適切な相談・指導してもらえる相手を探すのが難しいという点だと思います。

産業医になって、社員や会社との関係に悩んでいる人も少なからず存在します。産業医がモデルにすべきものは、実は小動物の生き方なのです。〝外界の危険を敏感に察知し、

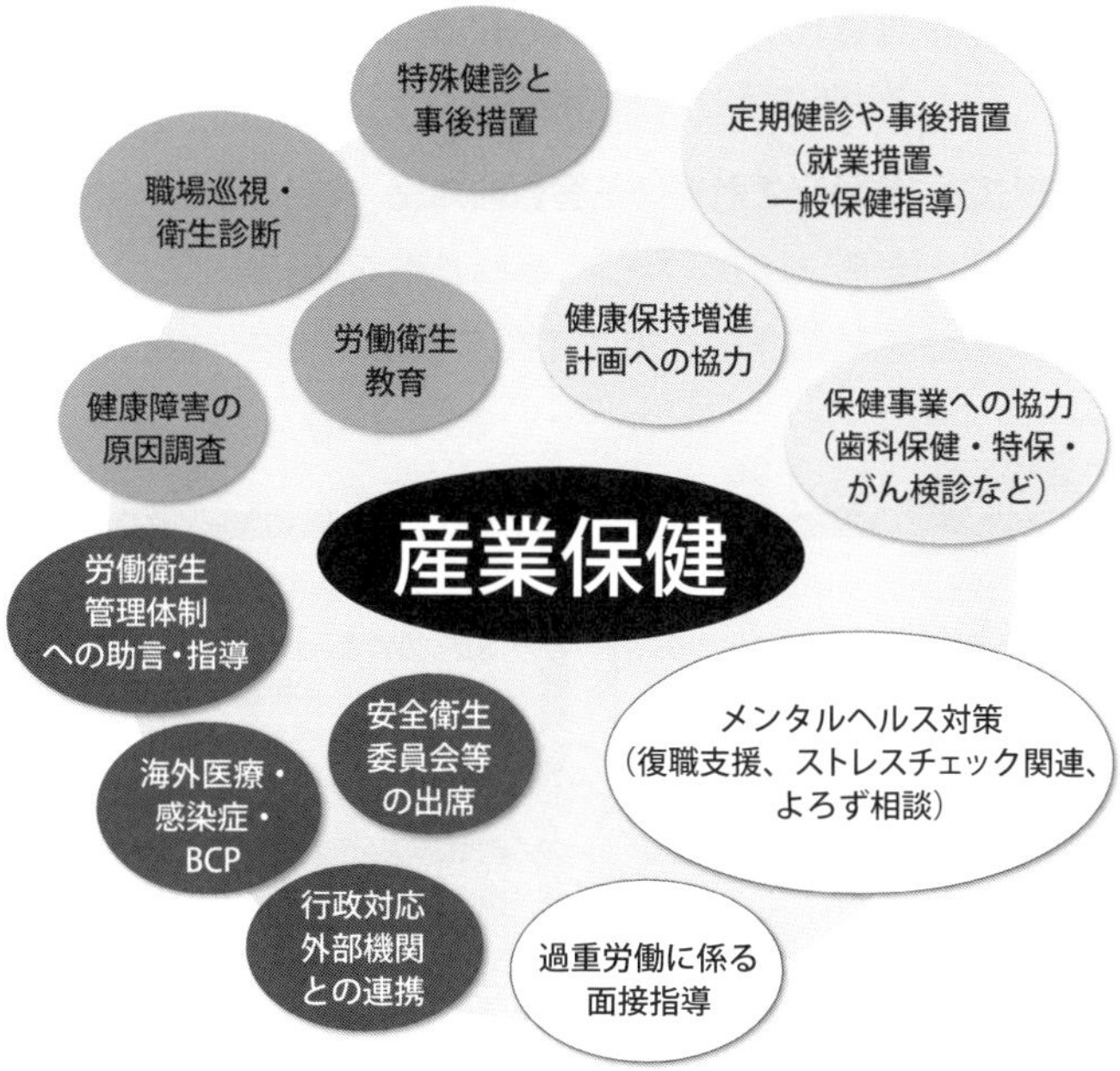
特殊健診と
事後措置
定期健診や事後措置
（就業措置、
一般保健指導）
職場巡視・
衛生診断
健康保持増進
計画への協力
労働衛生
教育
健康障害の
原因調査
保健事業への協力
（歯科保健・特保・
がん検診など）
産業保健
労働衛生
管理体制
への助言・指導
安全衛生
委員会等
の出席
メンタルヘルス対策
（復職支援、ストレスチェック関連、
よろず相談）
海外医療・
感染症・
BCP
行政対応
外部機関
との連携
過重労働に係る
面接指導

- まずカバーする分野が広い。
- １年経過しないと全体像が見えない。
- 科学的根拠のない、法や会社規則で決められていることも多い。
- 運用が経験則で動いている事象もある。
- 対象とする従業員の背景が一人ひとり違う。
- よってアウトプットも個人ごとに変わってくる（アナログ対応でわかりにくい）。

図１：産業保健（産業医）活動とは

「ナレッジマネジメント（野中郁次郎）」

・暗黙知：言語化できない主観的知識

例）主観的な個人の経験など

・形式知：言語化されている客観的知識

例）法律、ガイドライン、診断基準、社内規則など

※暗黙知を形式知に変換するSECI（セキ）モデル

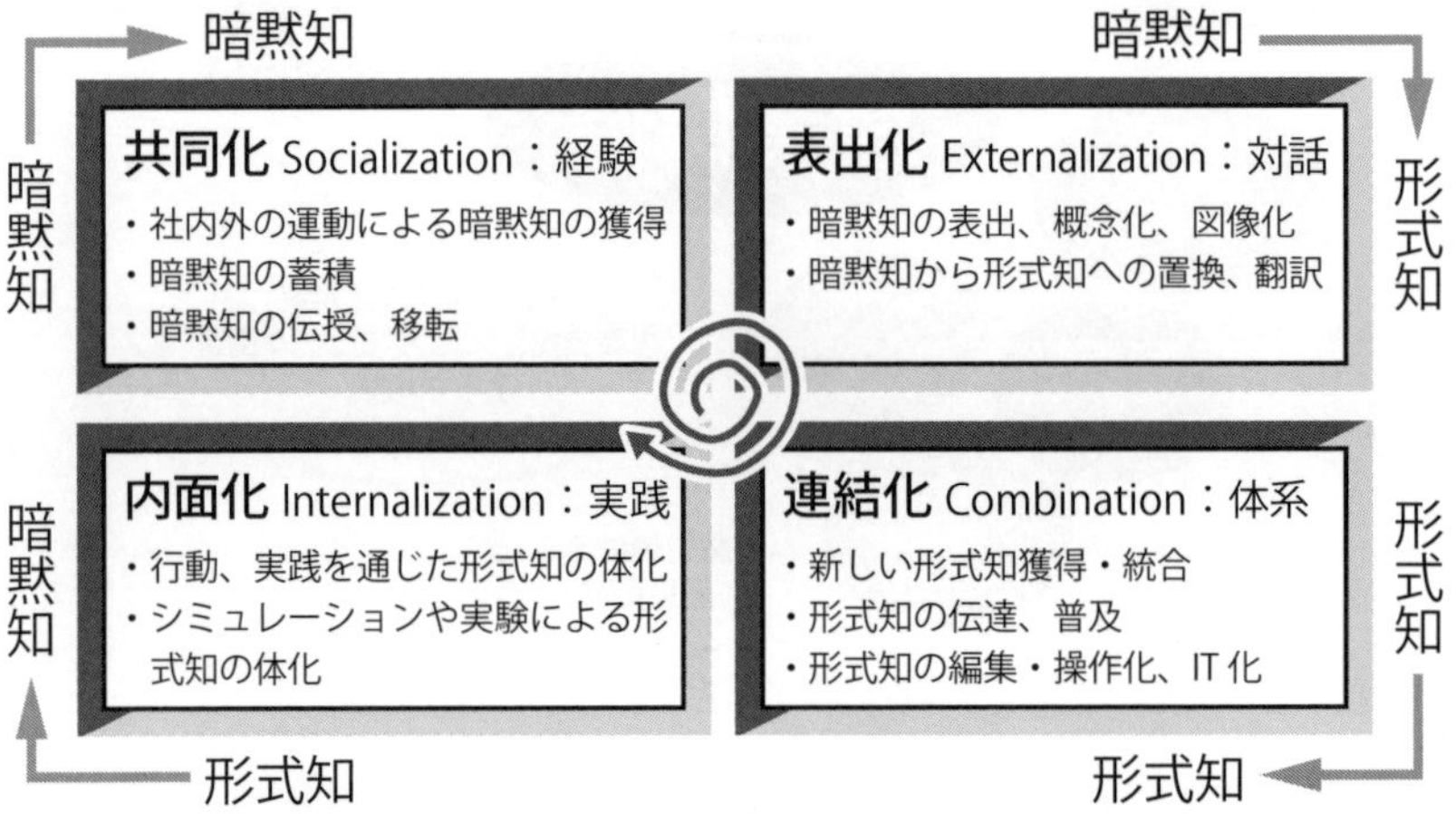

出典：野中郁次郎、勝見明著　イノベーションの本質　日経 BP　2004

言葉や文章、図、式などで表せるのが形式知

経験、感、コツ！大部分が暗黙知

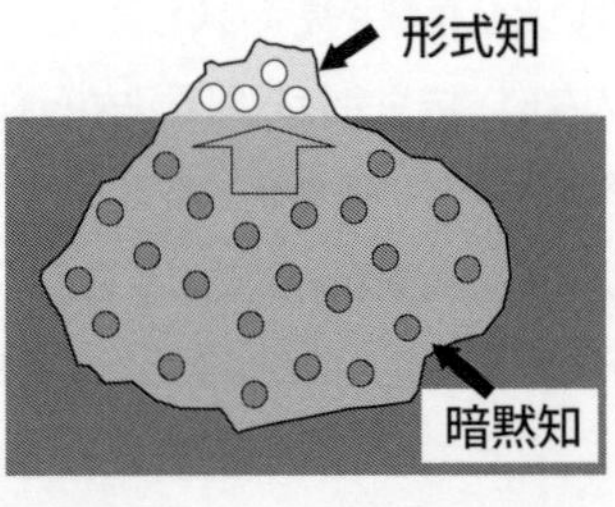

図２：産業医活動がわかりにくい？？

産業医の立ち位置

- 問題解決の際に、労働者・事業者・職制など多くの対象について考える
- バランスをはかりながら問題解決や収束への協力を行う
- 医師自身の専門の臨床分野で産業医業務を行わない
- 立ち位置（中立からやや社員より）を明確に意識し、その位置からぶれないこと
- 産業看護職を信じて任せる

相手の領分を侵さずに、自らの生存を図る。その感覚を研ぎ澄まし、技を磨く〟。このような、小動物にも似た生きる術をModus vivendiと言うそうです。簡単に言うと「共生」の考え方です。この考え方を体得し、人生ゲームを楽しめるようになれば、産業医を諦めようとは思わなくなるでしょう。

ただ、萎縮して事業場に何も言わないのが良いということではありません。事業場の山積した課題を担当者と共有し、優先度をつけて計画的に解決するよう努力することが重要です。産業医の助言で課題解決が良い方向に進むことを、いったん労使（クライアント）に信頼してもらえれば、しめたものです。

産業医は多くの社員とは立場が違い、目線も違います。直面する課題の解決方法は複数あり、何がベストかを迷うなか、常にこれで良いのかと自問自答を続ける作業も必要です。産業医として業務をはじめた時に、まずこの大変さに直面するのではないでしょうか。この場合に必要なことは産業医としての立ち位置、考え方の基礎を作ることです。

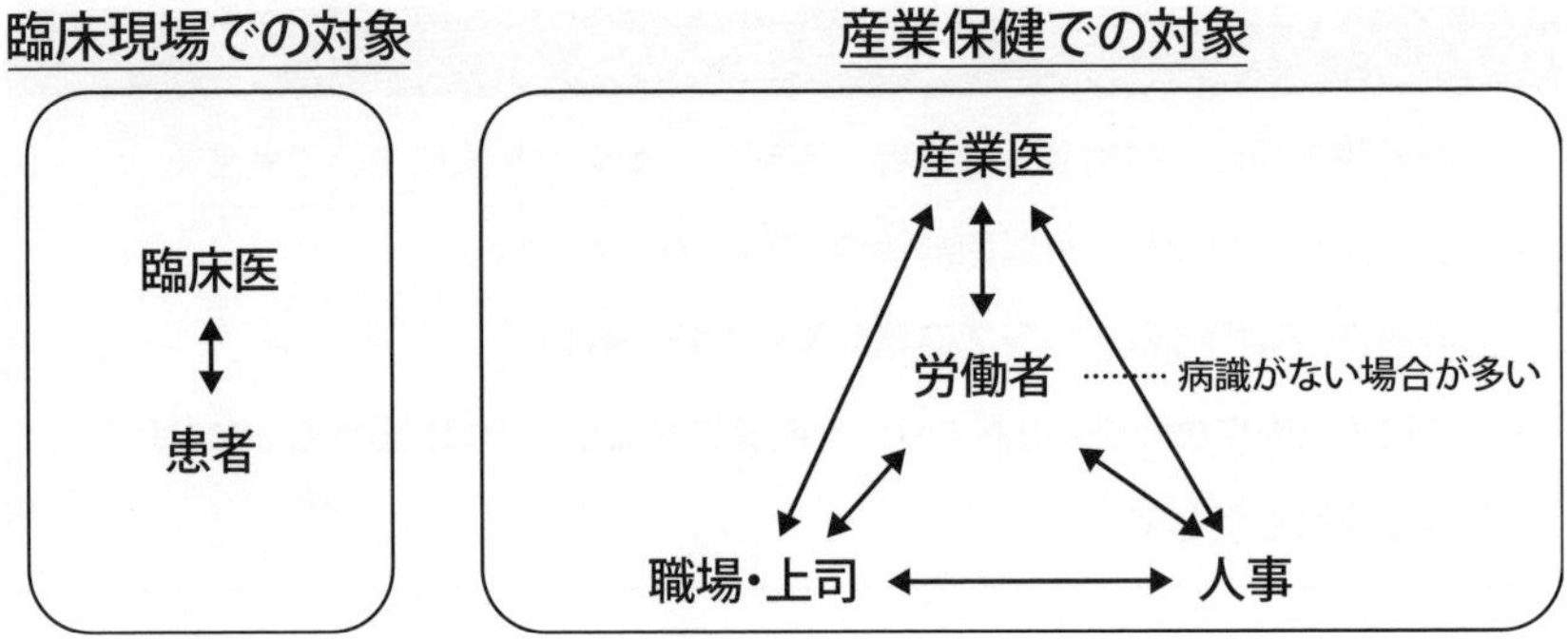

図３：問題解決の際に考える対象の概念図

産業医の立ち位置（総論）

1. 総論

産業医業務をはじめて行う際に、臨床現場との違いに戸惑うのは、関係するステークホルダーが多いということをよく聞きます。臨床現場では患者という明確な対象があり、その対象を中心に考えることが多いと思います。

産業保健の現場では、労働者を中心とするものの、事業者（人事など）、職制（上司など）など多くの対象があり、バランスをとりながら問題解決へ導くことが求められます（**図３**）。

具体的には、労働者や職制などの事例相談に対しては、事業者（人事など）、職制（上司など）との間に入りコーディネートし、バランスをはかりながら問題解決や収束への協力を行うことです。事後措置等で健康管理室に呼び出した労働者も病識のないことも多く、不機嫌に来室されることも稀ではありません。そんな時でも「忙しい時に呼び出してすみませんね。短時間だけいただけませんか」と切り出し、常に労働者の健康観に「共感」するところから入ることをお勧めします。しかし、それだけでは改善につながりませんので、「あるべき姿」を当該労働者と共有する誘導も重要になります。

事業場全体に目を移すと、起こっている健康課題を抽出し、労使のニーズを加味して関係各所と相談の上、優先順位を決めて企画を策定・実行・評価することです。原則、自身の専門臨床分野的な興味で産業医業務を行ってはいけません。

産業医の役割とは、労働者と事業者、職制などとの間でうまく調整機能を果たし、両者がＷＩＮ－ＷＩＮの関係を築けるように協力することが重要です。そのためには常に産業医自身に立ち位置（見え方として中立、やや労働者側が良い）を明確にし、立ち位置がぶれないことが大切です。その上で、様々な成功事例の積み重ねが産業医に対する内外の信頼達成につながると確信します。

2．産業看護職との関係と健康管理室の役割

産業医（室長）は、健康管理室の長としての自覚も持つ必要があります。つまり、同じチームである産業看護職等のスタッフと協働し、チーム一丸となり、産業保健業務に邁進《まい》することが求められます。部下であるから指揮命令するという考えではなく、共働者として信じて任せることが重要です。その上で産業看護職等を守り育成するという意識も必要

です。

健康管理室には、いわゆる駆け込み寺の役割があります。労働者の健康管理室の利用に厳しいルールを設けるのは是認するにせよ、個々の状況に合わせて柔軟に対応してあげてください。産業看護職を中心に健康管理室へ相談しやすい優しい雰囲気づくりをすることが非常に重要です。健康管理室が、やや労働者（社員）側に立つことで、様々な情報が入ります。産業医はこれらの情報を把握・分析し、事業場の状況や課題を上手に事業者（人事など）へ伝えることができます。このように人事には入らない情報も健康管理室を通じて事業場に反映させることも、実は大切な産業医のミッションの一つです。

3.「産業医が嘱託／健康管理室がない／産業看護職がいない」事業場における安全衛生・人事労務スタッフの役割

事業場の中には産業保健スタッフが全て揃っているところばかりではありません。そこでは、例えば定期健診結果等についても、安全衛生スタッフや人事労務スタッフが直接運用や保管を行っていることも珍しくありません。この場合、キーパーソンとして会社側スタッフの役割が極めて重要になり、嘱託産業医と様々に意思疎通がうまく図られるかに掛かっています。できるだけ守秘義務を担保できる衛生管理者の資格を取得し、個々の従業員のプライバシーに配慮したマネジメントをお願いしたいと思います。

例えば定期健診においては、法定項目と、福利厚生や健保の保健事業の一環である法定外項目があると思いますが、そこまでの結果を運用するなら、予め事前に個人同意を得ておくことも必要です。また、嘱託産業医との面談スケジュール以外に労務管理や安全衛生に係わる機微情報も共有いただき、予防的に産業保健活動を展開することを目指してください。

4．安全衛生・人事労務スタッフへのお願い

以前いた事業場では「産業医がいない時に労災事故が発生したらどうするんだ！」と、人事担当者の声が強く年休すら取りにくい状況でした。産業医は救急医ではありませんので、24時間・365日は事業場待機できません。例えば、産業医がいないことに主眼をおくのではなく、「産業医不在時に従業員へ不利益にならないような仕組みを回す」ことが重要です。具体的には、①緊急対応の手順策定や、②近隣の受け入れ病院と日常から良い関係性を築いておき、いざという時に受け入れてもらえるような体制を構築しておくことです。

昨今はメンタルヘルス不調への対応が多くなっています。産業医不在の時は、自殺企図等の緊急性を除き、いったんは他の産業保健スタッフで一次対応して産業医につなぐなど、フレキシブルな運用も考慮してください。

●コラム

産業医に臨床能力は必要か

医師によって見解が異なると思いますが、あくまで個人的な見解で必要最低限の能力を以下に列記しました。

① 健康診断結果が読めて、適切に事後措置につなぐことができること。

② 疾病の状態を理解し、適切に就業可否や配慮ができること（両立支援の観点）。

③ 構内で救急事案が出たときに、プライマリーな救急対応ができること。

④ よろず相談／診察で来られた労働者の話をよく聞き、さらに専門医等に紹介すべきかどうかを判断できること（必ずしも病気の確定診断をするのではなく、さらに専門医につないだ方が良いか否かを判断できること）。

⑤ 健診データを集計分析し、集団の傾向を判断できること。また対策案を提案できること。

産業医の立ち位置（メンタルヘルス編）
・主治医との関係がより重要となる ・主治医—会社のパイプ役になる ・それぞれ（労働者、事業者、職制、産業医など）の役割を演じる ・少し離れた所から広い視野で客観的に意見を出す ・課題は無理に解決しようとせずに、収束させるという観点で着地点を模索する ・厳しいルールにウエットな運用が大切

産業医の立ち位置（メンタルヘルス編）

1．精神科医と産業医の目線

メンタルヘルス不調の問題に対応をする場合は、産業医の立ち位置はより難しくなり、慎重に行う必要があります。前述の労働者、事業者（人事など）、職制（上司など）の対象のほかに主治医との関係がより重要となってきます。

メンタルヘルス不調の事例に対応する際に、主治医には患者—主治医関係以外の要素が入ることを望みにくく、事業場の事情が忖度されないことも多いと思います。産業医は事業場における本人の職務遂行状況を伝え、主治医から治療の状況や本人の病状を確認するなど、主治医—事業場とのパイプ役になることが必要です（人事・職制では主治医から得られる情報は限られます）（図4）。

2．職場での状況をどのように主治医に伝えるか？

「勤怠の乱れがひどく業務の指示がしにくい」「職場で困

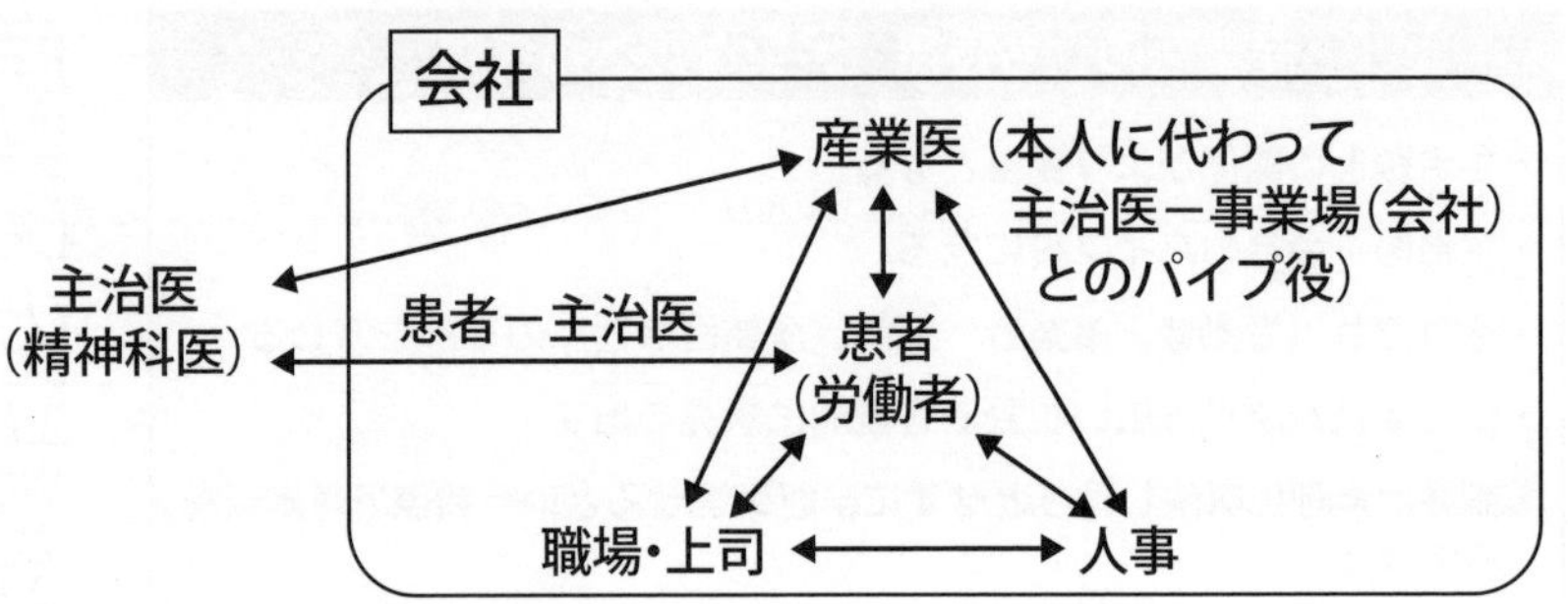

図４：精神科医と産業医の目線

ったことが多く休んでもらいたい」など、人事・職制からなんとかしてほしいと「事例性（職場で困ったエピソード）」を訴えられることがよくあります。この状況を主治医に理解してもらい、休業を検討した方がいいと判断する場合があります。

まずは、産業医面談に呼び出し（人事・職制からの依頼であることは秘密にしてほしいと言われる場合もあります）、できる限り人事・職制から聞いた状態について確認し、本人が現行のままで辛いかを聞きます。問診やＢＳＩＤ（Brief Structured Interview for Depression：うつ病の簡便な構造化面接法）などを使って、「疾病性（病気であるか否か）」を確認をした上で、本人も「まったく大丈夫」と言うのであれば、（強引に物事を進めて信頼関係を損ねてはいけないので、次のエピソードで顕在化するまで）しばらく様子を見ることも時に重要です。

顕在化した疾病性を認める場合や、現在の職場での様子や本人の心身の状態が心配である場合など、必要に応じて

主治医への連絡方法の一例

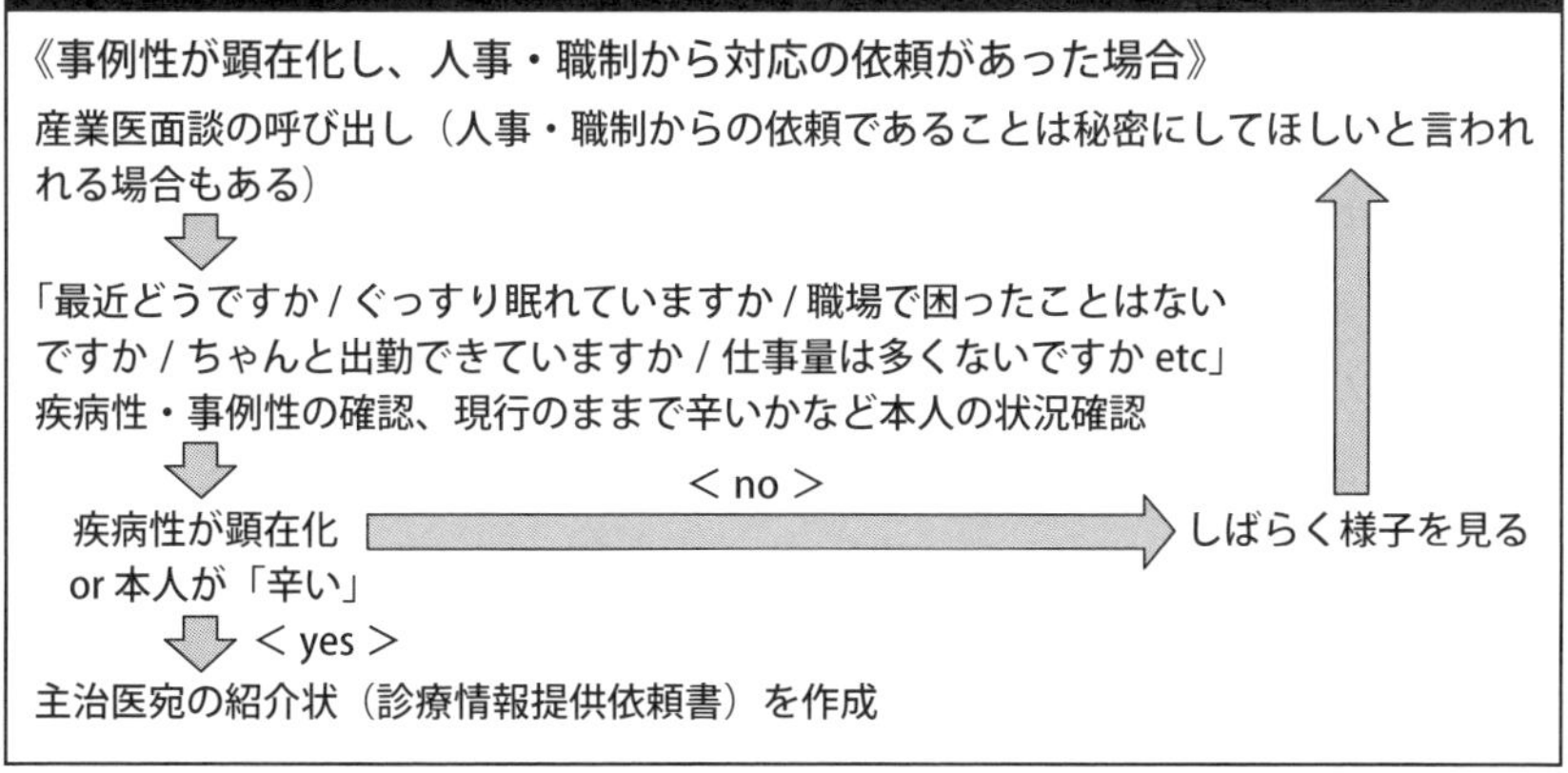
《事例性が顕在化し、人事・職制から対応の依頼があった場合》
産業医面談の呼び出し（人事・職制からの依頼であることは秘密にしてほしいと言われる場合もある）
「最近どうですか / ぐっすり眠れていますか / 職場で困ったことはないですか / ちゃんと出勤できていますか / 仕事量は多くないですか etc」
疾病性・事例性の確認、現行のままで辛いかなど本人の状況確認
疾病性が顕在化
or 本人が「辛い」
＜ no ＞
しばらく様子を見る
＜ yes ＞
主治医宛の紹介状（診療情報提供依頼書）を作成

そのことを本人に伝え、産業医としても本人の健康障害防止の観点から、「一度、就業継続等につき主治医のご意見も聞きましょう」と、紹介状（診療情報提供依頼書）を作成し、本人に見せた上で、郵送でなく次回の診察時に主治医へ手渡ししてもらいます。その際に、返事をいただくまでの流れが重要です。

ただし、この流れはあくまでも一例ですので、その方の性格やその方との信頼関係によって適宜調整しながら行ってください。

なお、主治医の返書（診療情報提供書発行）にコストが発生する場合もあるので、誰が支払うか、予め調整しておくことも重要です。

産業医の立ち位置（役割を決める）

1．改めて産業医の立ち位置

産業医の意見として絶対的なものは出しえないですが、10人いたら8～9人は「そうだね」と納得できるもの、かつ大いなる常識（コモンセンス）の上に立ったものではなくてはなりません。専門家の意見は時に偏っていることも多いことを胆に銘じてください。

最終的な決断は労働契約のある労使（労働者と事業者）の間で話し合われることになります。その際、産業医はあくまで労働者の労働災害の防止と健康保持増進（つまり労働者の健康のため）について、意見を事業者に述べるにとどまります。

産業医によっては「働かないのであれば休ませないといけない。／その人のためにならない。／職場が困る。」と人事以上の介入を行う衝動にかられることもありますが、絶対に避けてください。労務管理は人事の業務であることを肝に銘じてください。そこは産業医が立ち入る問題ではありません。

また、就業している労働者を配慮のため休ませるケースはあっても、逆に主治医の診断書で休業している労働者を復帰させるような働きかけは、原則困難なので、実施する場合でも、本人の同意を取り、職場や主治医と十分な連携を取り慎重に行うことが重要です。会社からの依頼があるからといって、産業医が正義感にかられ独走しないようにしてください。

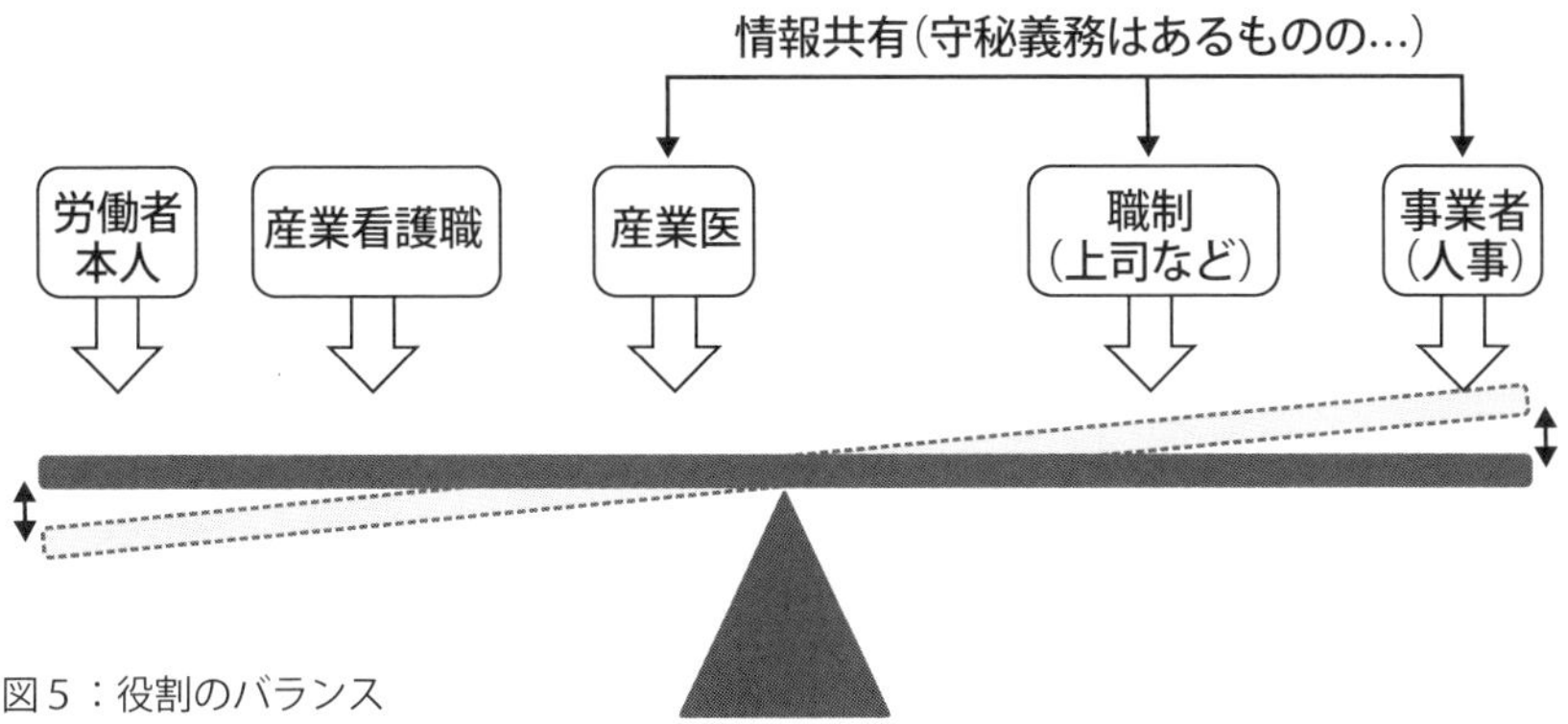

図５：役割のバランス

２．それぞれの役割

それぞれの役割を演じてください！（図５）

・事業者（人事）：厳しい態度の立場（右側）
・労働者（労働組合）：反対側の立場（左側）
・職制（職場、上司など）：中間、やや使用者側（信賞必罰の関係）
・産業看護職：産業医よりもさらに労働者に寄り添う（駆け込み寺としての立場）
・産業医：中間、やや労働者側がベストポジション（中立なのですが労働者からの見え方として、やや労働者側という意味です）

（補足）守秘義務内の範疇で人事・職制との情報共有は必須です。労働者の希望も考慮した上で、事例解決の見込みがなくても、いったん収束させるべき「あるべき姿」を相談しておくのがよいでしょう。イメージは牧羊犬と羊飼いが羊の群れを「あるべき場所」へ、羊たちにストレスを掛けず自然に誘導する絵と似ていると思います。

「労働者・産業保健職」ＶＳ「人事・職制」にならないように注意が必要です。産業保健職はあくまで中立です（労働者からの見え方は、やや労働者側ですが）。

⇓　労働安全衛生法による産業医業務：労働者の健康障害の防止と健康の保持増進

●コラム

労働者と事業者

労働者は雇用された時点で、労働契約法第5条で「使用者は、労働契約に伴い、労働者がその生命、身体等の安全を確保しつつ労働することができるよう、必要な配慮をするものとする。」と、使用者の労働者に対する安全配慮義務を明文化しています。危険作業や有害物質への対策はもちろんですが、メンタルヘルス対策も使用者の安全配慮義務に当然含まれると解釈されています。

労働契約法には罰則がないので、安全配慮義務を怠った場合、その損害は不法行為（民法第７０９条）、使用者責任（民法第７１５条）、債務不履行（民法第４１５条）を根拠に、使用者に対し損害賠償を請求する判例が多数存在します。

一方で、産業医には労働者との間に契約がなく、一般に訴えられにくいですが、民法第７０９条等を根拠に訴訟されるケースが散見されますので、十分注意してください。

3．産業医の立ち位置の例え（その1）―リングドクター

事業者は労働契約により、報酬を対価に労働者を雇用し、労働者は労務を提供します。

また事業者は労働者に対して労働契約法により安全配慮義務を、労働者は労働安全衛生法により自己保健義務を負います。産業医は労働契約の枠外におり、労働者の健康障害防止・健康保持増進の観点から事業者に対して助言・指導・勧告を行い事業者の安全配慮義務遂行を支援するとともに、労働者に対して健康管理を行い、健康障害の防止に寄与するスキームとなります（**図6**）。

時には労働者（労働組合）と事業者（人事）との対立、つまり白熱した戦いになることもあります。ボクシングに例えるなら、産業医はリング（戦いの中）に入らず、リングドクターのように少し離れた所から広い視野で客観的に意見を出す役割です。労働者（労働組合）に寄りすぎることなく、また事業者（人事）にも寄り

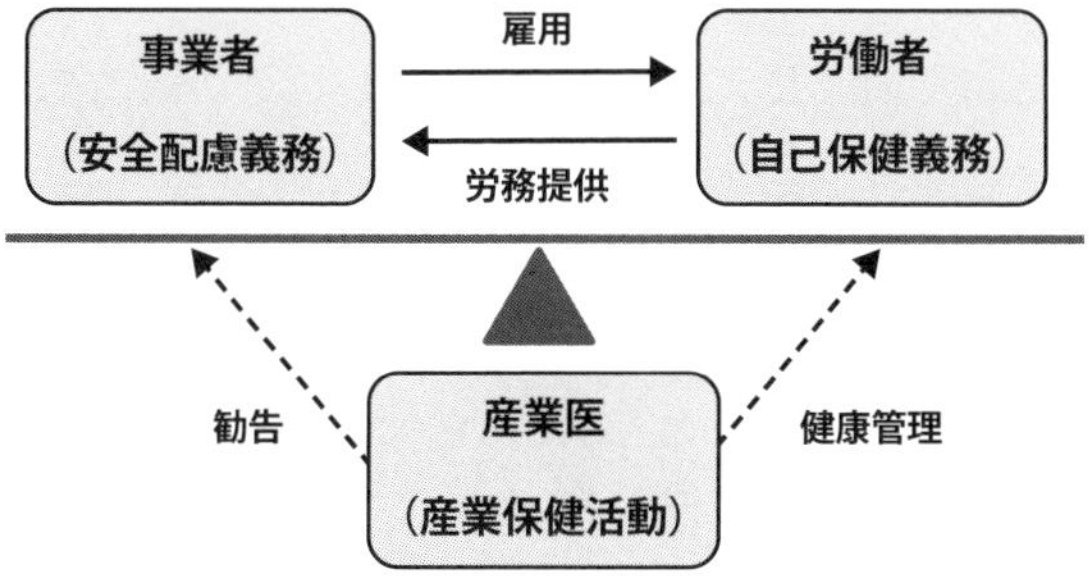

安全配慮義務：労働者が安全で健康に働くことができるように配慮しなければならない事業者（会社）の義務。労働契約法第5条に明記。

図6：安全配慮義務と自己保健義務

すぎることのない客観的で大局的視点から意見を述べる必要があります。ラポール（信頼関係が築かれた状態）が形成されていれば「気づき」を促すような働きかけは、事態を良い方向に向かわせることも多いと思います。ただし、決して恨まれたり、責任転嫁されるような提案は避け、言い方には十分気を付けてください。

「職場が困るから」や「あなたのためにならないから」などと産業医が発言するのは、労働者本人から恨まれることもあるので、使用しない方がよいと思います。

昨今、一部のパーソナリティー特性をお持ちの労働者をフォローする機会もあると思います。これらの労働者は、時に、都合の良い思い込みや被害妄想を抱くこともあります。寄り添いすぎると過度に期待され、それが実現されないとわかると、打って変わって敵として攻撃されることになりかねません。よって適度な間合いを取るとともに、過度に期待されるような約束をすることはご法度です。「一応、人事にお願いしてみますが、決めるのは会社なので、実現しなかったらゴメンね。産業医は力がなくてすみません」と枕詞を伝えておくことも必要かもしれません。

4. 産業医の立ち位置の例え（その2）—役割の演じ方

① 産業医は労働者本人（時には家族も含めることもある）と面談し、診断書や主治医からの情報を加味して病気の回復状態や就業への再適応を探り、配慮に関する希望を

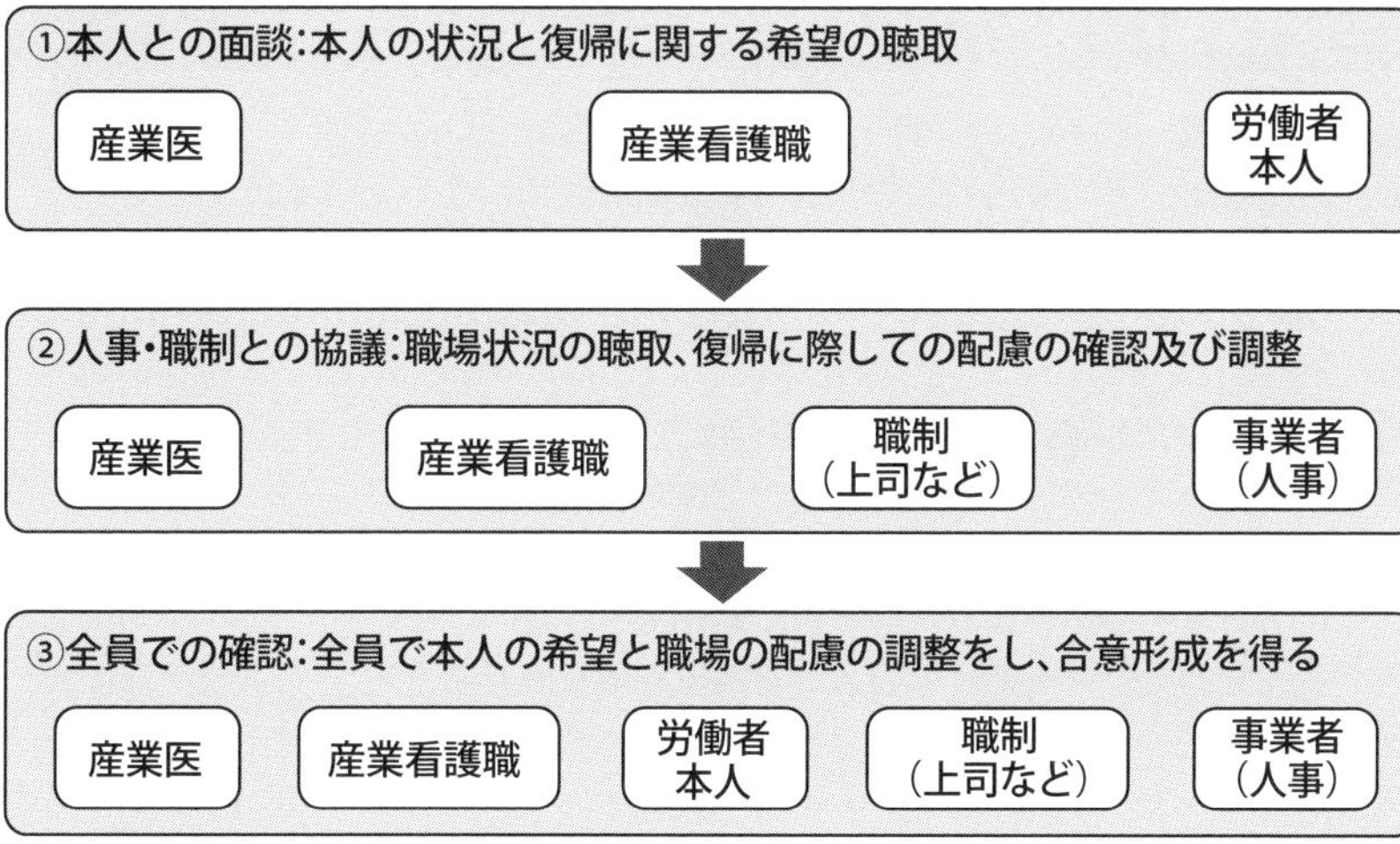

図７：職場復帰を果たす際のフロー

聴取します。

② 本人にいったん退席していてもらい、人事・職制との協議に入ります。そこで人事や職制からの意見を聴取し、落としどころや実施可能な配慮内容、役どころの確認を行います。

③ 全員で、復帰時の注意点や配慮する内容を確認し、本人同意のもと、産業医が所定の用紙に記入し、同意内容をドキュメント化して、人事・職制と共有し、保管するという仕組みです。

課題は無理に解決しようとせずに、収束させる観点で着地点を模索します。

※面談記録を残すものの、従業員との間で「言った・言わない」の誤認を生じないように産業看護職も入ってもらうモデルで記載しています。

『メンタルヘルス法務の原則（産業保健法学会）』

①脈絡の重視、②手続き的理性（正義）、③専門家（医）の関与

- 第三者から見て脈絡のある対応（安全配慮義務）をしているか。
- 就業基準や運用に照らし合わせて理性的に判断しているか。
- 産業医 / 主治医などの専門家を介在させているかが重要。

（補足）合理的配慮指針（障害者雇用促進法；令和６年４月１日より義務化）

障害を理由にした差別の解消の促進が目的
①障害労働者の個別ニーズに応じて
②事業主の過重負担にならない範囲で
③能力の発揮を妨げる社会的な障壁を取り除くこと

〈ポイント〉

・産業医は労働者本人の実情（病気だけではなく経済状態などを含む）を鑑みて、会社と調整し、収束案を引き出す過程を本人に見せること。

⇓つまり収束案が決まっていても、この過程を見せることで「産業医がここまでやってくれた。なんとかがんばろう」と思わせるように役割を演じること。

・厳しいルールに、ウェットな運用が大切

⇓ただし、個別にルールを変えてはいけない。会社としてのルールは常に恒常性と首尾一貫性が担保される必要があり、曖昧にルールのようなものがあってその個人にだけルールを厳しく適用させる例が散見されるが、これは「ウェットなルールに厳しい適用」となり、不当な扱いとして後々のリスクにもなり避けるべきである。

（備考）事業者がメンタル法務に則らない運用を行い、労働者に不利益になる裁定を行うと、その多くが裁判で敗訴しています。専門家の関与として、産業医による休復職の判断は極めて重要です。昨今は安全配慮以外に合理的配慮も出てきていますので、これも勉強しておくことをお勧めします。

●コラム

事業者（人事）へのお願い

・労働者の行動に問題がある場合

人事から「厳しいことは先生から言ってください」という依頼はしないでください。労働契約のある事業者（人事）から言うべきことで、産業医の役割ではありません。

・産業医が休ませないと危ないと判断した場合

「産業医の先生も心配しているし、残った仕事は何とかするので、精神科を受診した上で診断してもらい、その結果で少し休もうか」と人事・職制から声をかけていただくと労働者も休むことに納得しやすいです。

・会社（職場）としてできること、できないことは人事・職制がはっきりと労働者本人に伝えてください。

産業医の処世術

産業医は単に知識があるだけでは勤まりません。産業医になっても長続きせずに、途中で辞めてしまった人も少なからず存在します。医師が数多く勤務する病院と違い、たいてい会社で産業医はたった一人だけの特異で孤高な存在です。また法で総括安全衛生管理者に助言・指導・勧告できる立場ながら、その権限や立場は必ずしも高くなく、ギャップに悩む産業医も数多くおられます。この実態を急進的に変えようとしても、すぐには難しい現実が立ちはだかります。そこで簡単に諦めてしまうのではなく、この特異な存在を逆に利用することこそ、産業医がしなやかに楽しく業務を続けていくコツです。

事業場には健康管理上の問題点はもとより、労働衛生上の課題が山積しているはずです。これらの課題を解決するためには、労使との協力と地道な活動が必要不可欠です。課題を解決したいばかりに気がはやり、担当部署に無理な要求を突きつけ、彼らとぎくしゃくしては、改善はおぼつきません。産業医は事業場で生き残らなければならないのです。ここで述べる事項は、私が長年産業医をして気づいた、事業場での生き方のコツです。少しでも若手産業医や産業医になって間もない先生方の手助けになれば幸いです。

第一の計：志は高く持つ

まず、なぜ産業医になったかを自分に問いかけて下さい。様々な理由で産業医を志したと思いますが、そのバックボーンはしっかりと持っておいてください。勤労者の健康を守る〝志〟があれば、多少の苦労や嫌がらせには耐えられるはずです。

しかし、〝できるだけ円滑に産業保健業務が実施できる体制を構築すること〟を実現するに越したことはありません。産業医や産業保健スタッフがいやいや業務をやっているようなら、当人はもとより接する従業員も不幸です。

我々は病気を診る仕事から幸せを売る仕事へとパラダイムを変えていかなければなりません。このためには、産業保健スタッフ全員が職場と家庭で幸せである必要があります。常に笑顔で全ての従業員に接することができることは、産業保健の原点です。

◉補足

「情動」という語句を聞いたことがありますか？　原始から人は本能で危険を回避しています。急に捕食動物に襲われた時、交感神経系を賦活化し、すぐに逃げたり、戦ったりできるように、大脳辺縁系を介した準備をします。これを「負の情動」と言います。はじめて面談する従業員に「負の情動」を感じさせないよう、一期一会の丁寧な対応が必要です。あなたの第一印象は消せません！

第二の計：個と全体のバランスをとる

周知のごとく、産業保健は個人と集団をバランス良く観察しなければなりません。つまり、個人を見る蟻の目と集団を見る鳥の目の両方を兼ね備えて持つ必要があります。

産業医は従業員個人に対して、一人ひとりに誠心誠意対応しなければなりません。しかし、人情に引っ張られ、企業がすべき健康管理の範疇を大幅に超えては産業医としては失格です。他方、ろくに個人を見ず、机上だけでマネージメントや統括業務だけを論じていても、これまた事業場に根付く活動は期待できません。

企業により産業医に対する労使の求めるニーズが微妙に異なると思いますが、要は関係部署と十分に協議のもと、個と全体のバランスをとり産業保健活動を企画していかなければならないと思われます。

◉補足　産業医は従業員と会社間での健康（人事・労務）問題で悩む事案も少なからず存在します。従業員個人の健康と幸福を守ることを大前提として、中立のスタンスを心掛けることが大切です。極端な言動や人事・労務管理に口出しすることはご法度です。当事者間の話し合いに任せる大人の判断も時には重要です。

第三の計：成功体験モデルを重ねる

はじめから大きすぎる目標を立てず、少しだけ高めの実現可能な目標設定に留めておきましょう。この目標を達成することで、少しずつ成功体験を重ね、自分への自信と周囲の信頼を勝ち取ることができます。自己の能力を過大に評価する人がいますが、評価は常に己ではなく周りが下すことを肝に銘じることです。

また、少し損をするくらいの役回りが結果的に成功につながることも多いので、一喜一憂しないことも大切です。

◉補足

大きすぎる目標で失敗したときのために、私たちは「自尊心」を守るため「理由（言い訳）」を作ろうとします。これを「セルフハンディキャッピング」と言い、これが中長期的に周りからの評価を下げる結果となることが多いと言われています。よって、対策としては「小さくはじめる」ことをお勧めします。参考書籍（68ページ）2）p.190-191

第四の計：決して文句や会社の悪口を言わない

業務を進める上で関連部署とトラブルが発生することがあります。「一度、健康管理室の長として、おかしいことはおかしいとクレームをつけ、〝ギャフン〟と言わせておこう！」このように考える人が多いと思います。しかし、一度文句をつけ関係部署とぎくしゃくすると、後々の業務がしづらくなります。ここは、怒りを腹に収めておき、文句ではなく前向きな意見を述べるように心掛けてはいかがでしょうか？

◉補足

産業医の愚痴の中で、「会社の理解がない、会社のここが悪い」というような意見を聞くことがあります。それは大抵の場合、解決になりません。会社は評論家の意見を望んでいません。問題を自律的に解決してほしいと期待をしているのです。人事担当者等は本当は意見や勧告だけでなく、産業医にプログラムの実行責任まで担ってほしいという期待もあるのです。当事者意識を持ち、課題と向き合い自らが動きましょう。

第五の計：失敗を人のせいにしない

産業医の中には、健康管理室内部や人事・職制との関係がうまくいかず、精神状態が落ち込んでいる人がいます。こうした人と接していると、共通して「保健師の○○が悪い、とか人事課長の△△が悪い」と自分のことは棚上げにして、産業医としてうまくいかない理由を他人や会社などに転嫁しています。

全ての責任を背負うことはないにせよ、健康管理室の長として上手にマネージメントできなかった責任の大半は産業医自身にあります。うまくいかないときは、原点に戻り自分のマネージメントに問題がなかったかどうか、検証してください。他人に転嫁せず、自己に立ち返り反省すれば、必ず道が開けるはずです。

◉補足

「雨が降っても自分のせい」ということばは成功された経営者の弁です。「コロナでお客が来ないのは、私が時代にあったビジネスを提供できていないから」、「従業員がさぼるのは、私が楽しく働ける職場環境をつくれていないから」「お客にキレられるのは、自分に人間力が足らないから」・・・。どんな理不尽なことも根本原因は自分にあると思うことで、少しずつでも改善できるそうです。私たちは外側に原因を置くと脳はストレスを感じます。なぜなら自分の外側はコントロールできないからです。

参考書籍 2） p.180-181

第六の計：専門家面《づら》せず事業場に根ざす努力を

事業場のスタッフや従業員はクライアントです。バカにされないよう、産業保健専門家であることを強調したくなるものです。専門家としての意見は具申を求められれば述べるべきですが、必要もなく専門家面《づら》しないようにしてください。自分の実力を過信してはいけません。上には上がいるものです。常に謙虚な態度で事業場に根ざす努力をしてください。

◉補足

工場では三現主義（現場・現物・現人）が重視されます。つまり、事件は会議室では起こっていません。産業医たる者、迷ったら現場に赴き、労働者やその作業をよく観察し事業場に根ざすことが重要です。（〝第七の計〟とも関連）

第七の計：情報収集を怠らない

産業医によっては事業場の問題に興味を示さず、自身の興味で産業保健を行う人がいます。これでは事業場に根ざすことができません。事業場の問題を把握するには健康管理室に座していても入って来ないものも数多くあります。例えば工場では製造ラインがひっきりなしに変更されます。常に、事業場の情報収集を怠らないようにしてください。そのためにも、経営幹部、人事担当者、衛生管理者や職場の担当者にアプローチして太いパイプを作り、職場巡視などの機会を通じて産業医自身の目で情報を確かめてください。

◉補足

赴任したら、看護職等の産業保健スタッフ、人事担当者、衛生管理者や化学物質管理者などから簡単なレクチャーを受け、会社や事業場の概要、事業場として困っている課題などの情報を入手することをお勧めします。自分の専門性のみを押し付けては駄目です。事業場の課題に根ざした施策について思いを馳せてみてください。（〝第八の計〟とも関連）。また、経営者や労働組合とのパイプも重要です。

第八の計：はじめから内部の急進改革はしない

産業医として健康管理室に赴任して、当初半年間（できれば一年）は大きすぎる目標を掲げたり、健康管理室内部の業務にクレームをつけるのは避けましょう。往々にしてそこにはベテラン看護職がおられ人事と密着していることが少なくありません。

時には見て見ぬふりも大切です。産業保健業務は一年を通じて経験しはじめて全容が把握できます。それ故に、赴任当初から急進改革に動きすぎると、健康管理室内外から総スカンをくらいます。内部抗争（健康管理室内紛）は滅びの方程式です。はじめは少しずつ改革するに留めてください。

◉**補足**　赴任して一通り経験したら、集めた情報から事業場に根ざした施策を関係者と一緒に策定することが重要となります。来年度の「事業計画策定」時に、前向きな意見を提案することを考えたら良いと思います。

第九の計：あらゆる相談に対応する

産業医には、あらゆる事象の相談が舞い込みます。自分の専門の有無や不得意だけで断っては信用を失います。相手は産業医を医師として頼って来られます。医師は歴史的に見て呪術師（シャーマン：巫女）から派生しています。

それ故、どこか神聖で何でも知っている存在として期待されます。期待される側は、自信がなくとも裏切らないように注意しなければなりません。相手が納得し適正な問題解決を図れるよう、精一杯努力することが重要です。「相談に来て得したな」と思っていただくことが肝心です。手に負えないときは、さらに専門家につなぐと良いと思われます。そのためには常日頃から専門家へのルートは確保しておくべきです。「信頼を得るには幾年もかかりますが、失うのは一瞬」です。

◉補足

「信頼を得るには時間がかかりますが、失うのは一瞬です。」私たちの脳は、例えば「同じ金額でも得よりも損に強い後悔を感じる」からです。つまり、良いこと（成功）よりも悪いこと（失敗）を数倍重大に感じてしまうという認知傾向が強いことに他なりません。失敗にめげず一歩一歩信頼を勝ち得る姿勢が求められます。参考書籍 2）p.240-242

（〝第十三の計〟とも関連）

第十の計：わかりやすく説明する

産業医の中には専門用語を多用して従業員や職場担当者に難しく説明する人がいます。従業員に理解されなければ仕事の第一歩も踏み出せていません。

できるだけ、平易な単語でわかりやすく、端的に説明しましょう。難しい表現で長々話す人は〝理屈っぽい〟と敬遠されます。そういう産業医ほど「周りのレベルが低すぎる！」と愚痴をこぼしますが、反省すべきは自分です。コミュニケーションを上手にとることも根幹スキルの一つです。

◉補足

話を整理するとき、「三流は思いついたまま話し、二流は漏れなくダブりなく話し、一流は大胆に削ってフォーカスして話す」（ロジカルシンキングで使われるMECEフレームワーク）。

また、「三流は口頭で説明し、二流は分厚い資料で説明し、一流は図解して説明する（桐生稔《きりゅうみのる》）」と言われています。

第十一の計：いつも門戸を開いておく

健康管理室は従業員の駆け込み寺です。どのような理由で来られても、快く受け入れなければなりません。しかし従業員のなかには偏屈な人もおられます。例えば従業員に健康上のリスクから禁煙を勧めたとき、〝けんもほろろ〟に反発する人がおられます。このような場合に、彼は二度と健康管理室に近づこうとしないでしょう。彼が一方的に怒って帰ったとしても、我々スタッフは広い心でいつも門戸を開けておかなければなりません。気が変わって、また来てくれたら歓待してあげましょう。従業員に愛される健康管理室づくりを目指してください。

◉補足

いつも厳しい産業医がいる健康管理室には従業員が寄り付きません。下手に行くと相談以外の健診結果で怒られたり、機微な相談も竹を割ったような判断をされ、挙句の果てに人事に報告されたりするからです。

このような健康管理室では、「会社に都合の悪い情報や事業場で今どんなことが課題になっているか」という、会社や事業場が知っておかねばならない重要な情報が入って来ません。これは広い意味で会社や事業場にとってもマイナスとなります。気軽に相談できる敷居の低さが重要です（守秘義務の担保は重要です）。

第十二の計：全員を健康にしようと気負わない

従業員の中には健康保持増進にまったく無関心な人もおられます。健康保持増進は自分自身で決めることです。もちろん健康診断受診を勧奨し、事後措置を実施することは必須事項です。しかし、健康リスクをあえて従業員がのむ場合は、深追いせず少し離れたところから見守ってあげることも大切です。また次の機会に丁寧に説得するように留めましょう。

はじめから全員を健康にしようと気負う必要はありません。健康になりたい人(関心期)を増やし、彼らを支援する活動で十分と考えると気が楽です。

◉補足　熱心な産業保健スタッフは自分の思いを、無関心期の従業員に直球を投げすぎ、疎んじられることもあります。あるべき姿は捨てず持ちつつも、その従業員の関心ステージに合わせた指導を心掛けましょう。最初は顔を覚えてもらうくらいからで大丈夫です(笑)。

第十三の計：はじめから高望みしない

産業医赴任三年までは、自分が期待する産業保健専門家としての業務はないと思ってください。日々、こつこつと従業員の相談対応をこなし、事業場の些細な問題を解決する努力を続けることが大切です。

こうした地道な活動を進める中で、労使から信頼を勝ち取ることができます。こうなってはじめて、統括マネージメント業務が意味を持つようになります。最初から高望みをせず、身体を動かして地道に働きましょう。ただし、将来のビジョンだけは常に高く維持することが重要です。

◉補足

「人の一生は重荷を負うて、遠き道を行くがごとし。急ぐべからず。（徳川家康）」

日々の課題に向き合い奮戦していると、気がついたらいつの間にか道が開けていたと感じるものです。それが「成長」です。

第十四の計：目的を達成させるためには頭《こうべ》を垂れる

産業保健業務は人・物・金・情報という四大企業資源の中の従業員（人）という根幹資源をサポートする重要な仕事です。しかし、他方その業務は見えにくく評価されにくいことがあります。

そこで、産業保健業務を推進するためには関係部署に企画を説明し、理解を得るようお願いする姿勢が重要です。目的を達成するためには、時には頭《こうべ》を垂れることも辞さないようにしてください。常に感謝報恩の精神は忘れないようにしましょう。

◉補足

昔から、「実るほど頭《こうべ》を垂れる稲穂かな」という諺があります。人望があり能力の高い人ほど、偉そうに自慢したりせず、謙虚に周りに頭を下げて、事を成就させていくという意味です。

我々産業保健スタッフは、企業活動で日々苦労いただいている従業員や事業場をお助けする支援部門ですので、あまり表に出ず、陰ながらお役立ちできることに幸せを感じたいものです。

第十五の計：人をよく観察する

産業医が業務遂行上、頻繁に関わりあう人は意外にそう多くありません。恐らく数人であると思います。これらのキーパーソンを特によく観察しなければなりません。そして、個人ごとに操縦術を考えてください。

笑顔で対応してくれても裏では足を引っ張るような、裏表のある人もおられます。裏切られたと怒る前に、信じた自分に腹を立ててください。「敵（相手）を知り、己を知らば、百戦危うからず」です。

◉補足

専属で産業医を雇うというような大企業は組織上の指示命令系統が煩雑で、序列や力関係も複雑な場合が多いです。例えば、産業医のパートナーとして大切な衛生管理者の事業場内の所属は総務課や人事課であったり、施設課である場合もあります。

就業配慮などで人事が介在する対応が必要な場合でも、衛生管理者が関与していないことも多く、事を成し遂げるためにキーパーソンを見極めることも重要です。

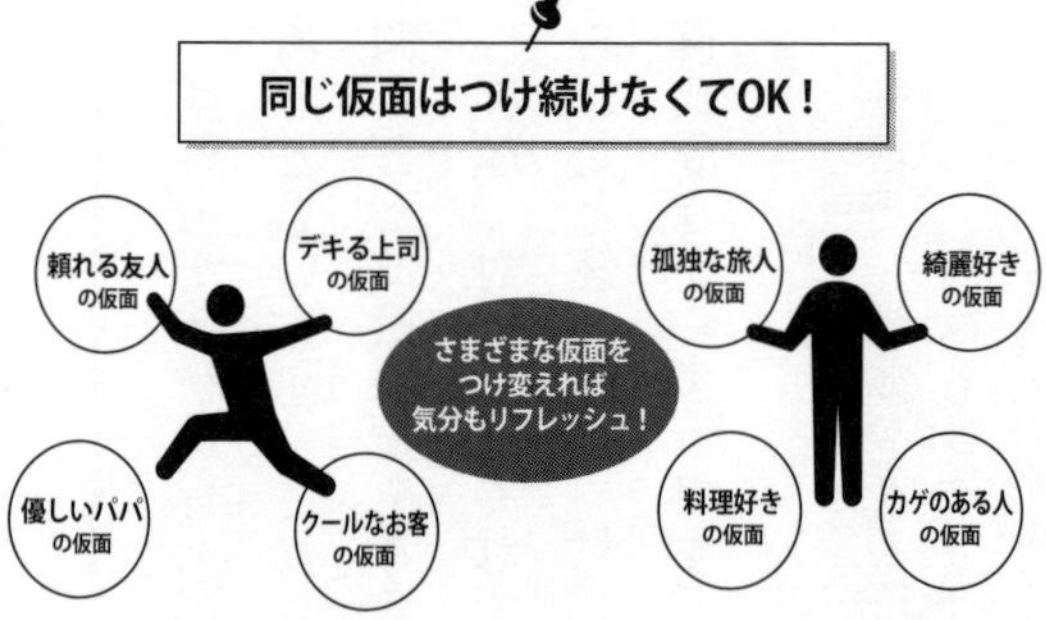

出典：渋谷昌三監修　悪用厳禁 閲覧注意の心理学：誰でも思いのままに操れる！
日本文芸社　2019

第十六の計：間合いをとる

健康管理室を担当する人事担当者（または総務担当者など）とは太いパイプを作ることは言うまでもありません。しかし、太いパイプを作ろうとするあまり、密着しすぎると、人によっては馴れ馴れしく支配的な態度に変化する場合があります。一方、疎遠になりすぎると重要な決定などにも無視されがちで、健康管理室の運営に支障をきたします。そのため、適度な間合いをとっておくことが重要です。

◉補足

知り合っていく管理職の中には将来の幹部候補生や経営層の方もいます。個別の対応で差別をすることは法で定めのある産業医としては好ましくないですが、対応の際に相手のポジションと力を知っておくのは大事なことです。

社内の組織図や人事等からの情報から正確な情報を手に入れる努力をしましょう。時には複数の仮面を被り情報収集を怠らないようにしましょう。

第十七の計：したたかな生き方を目指す

対応する部署の管理職が良い人ばかりとは限りません。言ったことがころころ変わる人、健康管理室に偏見を持つ人、なんでもノーと言う人……等、つき合いにくい管理職も少なからずおられるのも事実です。ただこのような人には敵も多く、この人を動かすためのキーパーソンは誰かをこっそりと調査することも必要な場合があります。

時には笑いながら、こっそり足を踏むくらいの術を覚えてください。相手に〝産業医は何を考えているか理解できない〟と思われるとしめたものです。簡単に思考パターンを予測されない〝したたかさ〟を持つことも重要であると考えられます。

◉補足

従業員にせよ、管理職や人事担当者にせよ、産業医に相談に来る場合には、特定の目的や意図があるものです。産業医としての判断の結果が関係者の利害に関係している場合には、産業医の発した言葉が思わぬ方向に影響することがあります。

〝産業医がこう言ったから〟という発言の一部だけを取り上げて対応の根拠にされたり、元々の具申した意見の意図とは異なる理解をされてしまうことがあります。性善説に基づいて判断・行動している人が多いようですが、企業の中ではそうでないケースがあることを知り慎重に対応しましょう。時に相手の想定パターンを覆す「パターン・インタラプション（パターン中断）」も有効な心理学的手法の一つだそうです。

第十八の計：人事担当者を懐柔する

健康管理室を担当する人事担当者が支配的に接してきた場合の対策を紹介します。その場合でも産業医はあえて猛反発してはいけません。彼の依頼（命令？）内容を吟味し、是々非々で判断して、できるだけ顔を立てるようにします。

肝心のところは「わかりました」と承諾するものの、「もう少し待ってくださいね！」などの言い訳で、結論の先延ばしを図ります。彼が〝じれて〟怒った場合はすぐに反応し言われた通りにします。このような駆け引きの根比べをしているうちに、ほとんどの場合、支配関係から協力関係に変えたほうが得策と思うようになります。彼の態度が協力関係に変わった途端、こちらも全面協力に変更します。きっと末永く良い関係が築けます。最後に、ある産業医の名言を紹介します。「はいと言い、にっこり笑って従わず」です。

◉補足

人事担当者と仲良くするきっかけづくりとして、メンタルヘルス不調者の対応があります。人事が苦慮している事例があるので、これを解決する支援をして信頼を勝ち取りましょう。判断の精度を高めて、リスクテイクを拒まない対応を繰り返していれば、人事側も表面的な情報だけでなく、人事の施策に関連する情報を予め知らせてくれ、支援や意見を求められるようになり、さらに信頼関係は強固なものになるでしょう。

第十九の計：苦手な人に近づく

あなたの周りには、産業保健に関連するスタッフや事業場担当者の中で、一人や二人は苦手な人がいると思います。これがキーパーソンであれば業務上で良好な関係を持ちたいと思う反面、気持ちはうらはらです。普通こういう場合は、自然にその人を避けてしまいます。それではますます、苦手な人と疎遠になり、気まずい関係が増長されます。そして些細なことで、その人は敵になってしまうことがあります。

産業医は自分の回りに絶対、敵を作ってはいけません。全方位外交が鉄則です。そこで、苦手と思ったら、逆にその人に近づいてください。共通の話題がない場合は、業務上の相談事を持ちかけるのが良いと思います。誰でも、相談されて嫌な気を起こす人はいません。繰り返し近づくことで、きっと良好な関係が構築されると思います。

◉補足

認知的不協和理論をご存じですか。これは「人間が自己の決定に対して不安を感じ、自己維持のために自己正当化行動を生起させること（Festinger, 1957）」です。

担任の教師がいじめっ子に、弱い子の保護をお願いすると、いじめっ子は「良い子を演じる自分」と「いじめるという行為」が不協和を起こし自己矛盾を生じ、いじめなくなるそうです。攻撃してくるような人でも避けるのではなく、逆に近づくと、いつの間にか相手の態度が軟化することが多いです。

第二十の計：グレーゾーンをあえて置くこと（脱「あるべき論」のすすめ）

産業医のなかには竹を割ったように真っすぐな性格は良いにしても、融通が利かない人がおられます。このような人は優秀にもかかわらず、往々にして人事や職制とぶつかり、中途退職することが多いようです。産業医は健康管理室や事業場の諸問題で決断を求められることが少なからず存在します。

その際、即決して白黒をつけなければならない問題か、あえてグレーゾーンとして置いておくのが良いかをあらかじめ判断しておいてください。正式決定や許可はないがグレーゾーンで実行できていれば良いのではないでしょうか。

◉補足

「あるべき論」は必要とされる考え方です。反面、このような考え方が強いと「正しい・正しくない」、あるいは「こうあるべき」という二者択一的な思考になり、現実的な対応への批判につながりやすいものです。企業の担当者は産業医に対して、医師としての公平性や正確な判断を期待していますが、「あるべき」という言葉には感情的なニュアンスが含まれやすく、注意が必要です。

老子曰く「上善水の如し（固いものより柔らかいものが強い。水のように柔軟に生きるべし）」。参考書籍 2）p.182-184

第二十一の計：なし崩し戦法も時には有効

社内制度が欧米化した先進企業でも日系企業の意思決定には、かなり主観が入る余地があります。物事は最初から十割を要求しても通るはずがありません。こういう場合は諦めず、最初は一割か二割を要求することをお勧めします。

もし一割でも通ったら、この状態で一～二年継続します。会社では一度事案が通過すると、余程のことがない限り中止されません。つまりハードルを越えれば、こっちの勝ちです。そのうちに、この交渉担当者は人事異動でいなくなることが結構多いのです。交渉担当者が後任者に細かく引き継いでいると難しいのですが、そうでない場合は次の後任者に、〝はじめから一割は認めてもらっている〟態度で交渉を再開させます。

このようにして少しずつ「なし崩し戦法」で要求事象を拡大していけます。

◉補足　頼み事を断る後ろめたさから、小さな要請は仕方ないかと考えてしまう心理学的なテクニックは「ドア・イン・ザ・フェース・テクニック（譲歩的養成法）」と言い、一度、簡単な頼み事に応じると、次の難しい要求に対しても断りにくくなる心理学的なテクニックは「フット・イン・ザ・ドア（段階的説得法）」と言います。

参考書籍 3) p.70-71

第二十二の計：人事担当者や衛生管理者とは太いパイプを持つ

人事担当者や衛生管理者と太いパイプを持つことは産業医が円滑に活動する必要条件となります。産業医は業務面だけでプラス評価を得るには時間がかかります。まずは心証を良くすることが第一歩です。いつも言われるように、人事・職制への〝報（報告）・連（連絡）・相（相談）〟は怠らないように心掛けてください。

特に相談事は役職ラインを厳守してあげることが重要です。しかし、人事との間合いがわかるようになれば、時にはジャブも打ち込んでおきましょう。完全に一人だけの人事担当者に従属していると、その担当者は支配的になってくるものです。

事例によってはあえてトップにも直訴し担当者を揺さぶることも必要になることがあります。その際も、上手に根回しすることは大切です。決定的に人事・職制と対立しないようにしてください。「人事との対立は戦いを起こすこと」と覚悟してください。一時の感情は抑えることです。それでも事を起こす時は結果の大小を考えてからにしてください。

◉補足　業務に慣れてきたら、経営者や労働組合とも、同様に太いパイプ作りも重要となります。時に「虎の威を借る」ことができます。

第二十三の計：健康管理スタッフに方向性を示す

事業場は元より健康管理スタッフに、事業計画や方針を示さない産業医がいます。スタッフには明確な指針を示し、大まかなベクトルを示すことが必要です。健康管理スタッフをチームと考えて、具体策を皆で議論することで、目標を共有しましょう。

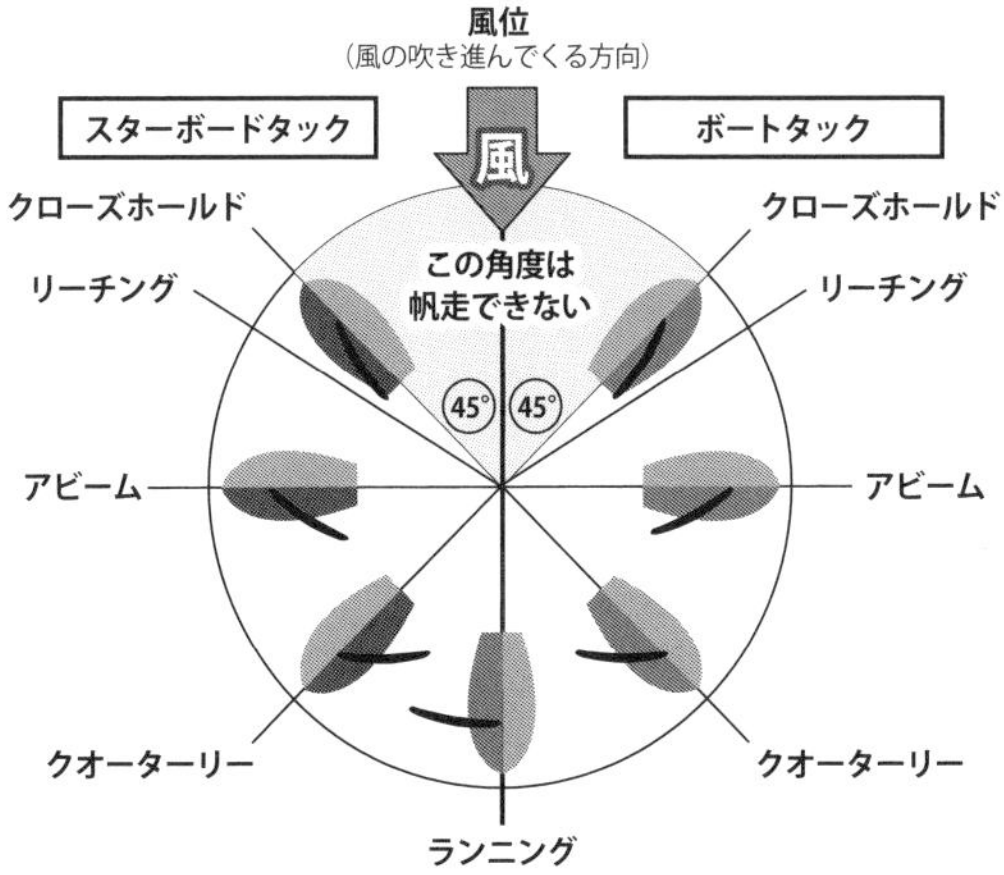

図８：動力のないヨットが進める範囲

◉補足

ベクトルをあまりにも一致させるように強要すると個人の創造性や組織の柔軟性が奪われることになります。左右45度くらいの緩やかな方針設定が良いかもしれません。

上の図は動力のないヨットが進める範囲を示したものです。風上に対して左右45度まで上れます。忘れないようにシンボリックな意味合いで入れています。

なお、スタッフにやる気を起こさせる3要素は、

①「理念」：何のためにどのようなやり方で、

②「将来ビジョン」：こうなりたい、③「具体的な目標」です。

第二十四の計：良い意味で健康管理スタッフに任せる

産業医の中には全て自分がしないと気がすまない人がいます。業務を適正に分担し、どんどん任せましょう。そして任せたところに、口出しするのは慎みましょう。また、些細なことに腹をたてずスタッフの良いところで評価することです。ただし概要を節目節目に報告してもらい、最終評価を下すことは大切です。健康管理スタッフ共々成長していくように目標を共有化し、微調整することも重要です。部下（スタッフ）に任せ、責任は産業医（所属長）が取る覚悟と態度は示しましょう。

◉**補足**

「スタッフを信じて任せる」で行きましょう。上司から期待されると、部下は頑張って期待に応えようとします。これをピグマリオン効果と言います。参考書籍 2）p.142-145

第二十五の計：スタッフや事業場担当者に声をかける

健康管理スタッフには、要所要所で「進捗はどう？」など、声をかけることが重要です。事業場の担当者にも巡視や会議で会えば、こちらから挨拶し、必ず声をかけましょう（率先垂範）。コミュニケーションづくりとこまめな気遣いにより、良好な関係が維持されます。このように誠実な対応が基本ですが、スタッフや事業場担当者と良好関係を維持するため、時には直感やハッタリ（大洞吹き）も使いこなしましょう。嘘も方便です！

◉補足

ある優れた経営者は、自ら率先して、朝会う社員みんなに「おはよう」と声をかけていました。上司が挨拶されるのを待つようでは、礼節献上の風土は広がりません。何をするにしても上司のほうから部下の社員達に挨拶する心意気が重要です。

第二十六の計：健康管理スタッフを味方にする

健康管理室を固めることこそ、会社の中で産業医の地位を確保する第一歩です。その際、スタッフへの対応は全て平等に行うことが大切です。特定の人にだけ頼んだり、えこひいきをしてはいけません。研修機会は均等に与えることが重要です。ただ、スタッフ個々の特性に根ざした業務分担や育成プランを実施します。必ずしもそのプランや結果（アウトプット）は同じである必要はありません。また、産業医たるもの、些細なことは気にせず、大きな視点で管理するように心掛けてください。このように、健康管理スタッフを自分の味方にすることは生き残りの必要条件の一つです。

◉補足

研修機会は均等に与えても結果にはばらつきがつきものです。これは262の法則で、何をさせてもうまくやる者が二割いて、その逆の者が二割いると言われています。このできない人も、マインドが高く、事業場で評判が高いこともよくあります。画一的な尺度だけで評価せず、相補的に運営することで、チームとしての健康管理室が、社員や会社にお役立ちできることを考えることが重要です。

第二十七の計：時勢の波を理解する

産業医になって順風満帆の人は稀です。一度や二度の失敗で諦めてはもったいないと思われます。捲土重来《けんどじゅうらい》です。また、時勢は上昇と下降のサインカーブの繰り返しです。つまり、産業保健活動は景気の動向や企業スタンスなどの要因で大きく変化します。良いときもあれば悪いときもあります。下降時はじっくり耐え、上昇機転で行動を起こしましょう。機を見るに敏であることも重要です。

◉補足

たった一つのミスによって「もうおしまいだ。やってられない」と全てを投げ出し諦めてしまう人がいます。これは「全か無かの思考（スプリッティングという認知の歪み）」で精神的に未熟な人に多いとされています。「捲土重来《けんどじゅうらい》」の気持ちで、時勢の波を意識して何度でもトライしたいものです。

参考書籍 2）p.182-183

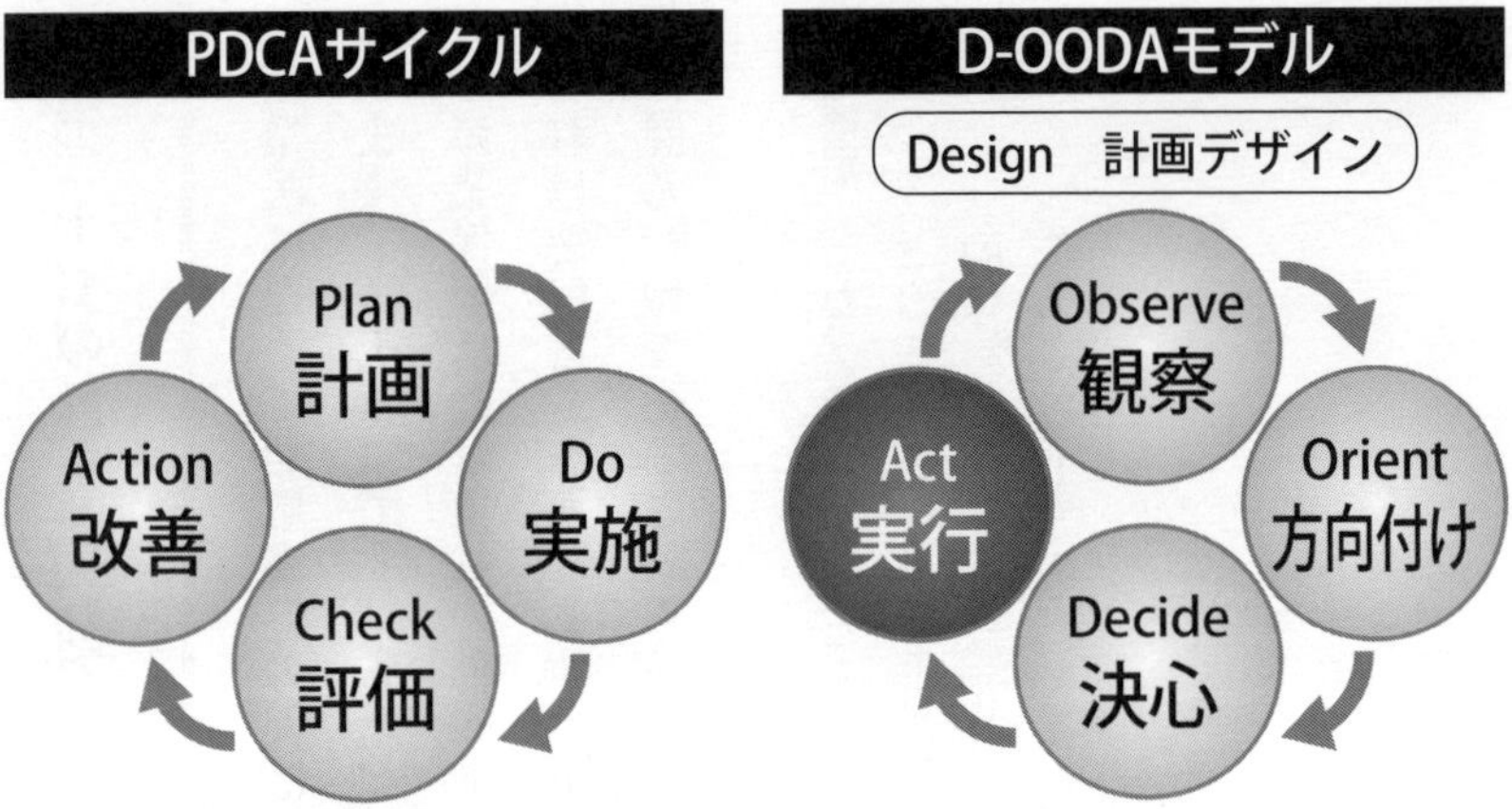

図9：PDCA サイクルと D-OODA モデル

【参考】機をみるに敏 ⇩『米軍のマネジメントのD‐OODA（ドゥーダ）モデル』

変化に富む機動的なマネジメントの基本であり、「観察（Observe）→方向付け（Orient）→意思決定（Decide）→実行（Act）」の流れとのことです。PDCAでは意思決定が遅れがちにて、このD‐OODAフレームワークで、機動的な意思決定と実行のループをうまく運用すれば突発事象にも適正に対応できるそうです。

参考書籍4）p.89-98

第二十八の計：上から頼まれたことは、とりあえず「Yes」と答えるべし

産業医は総括安全衛生管理者に助言・指導・勧告できると法で規定されていますが、これをもって産業医は権限が高いと誤解している人も少なくありません。産業医（健康管理室）のクライアントは会社です。その代表は人事であり、従業員（労働組合）です。つまり、彼らからの依頼は天の声と思い、万難を排してでも受諾しなければなりません。時に能力的に難しい事象についての依頼でも、とりあえず受諾し、どのようにすればクライアントが満足するかを考えてください。どうしても無理な場合でも即答するのではなく、翌日に回答するのが良いでしょう。この場合でも代替案を示すなどで、できるだけ満足度を引き上げる努力を示すのが重要です。

◉補足　「はいと言い、にっこり笑って従わず」と相矛盾するようですが、例え断りたくても、即座に断らない方が良いということです。「迷っても、相手（クライアント）の立場に立ったスタンスで考える」という原点に立ち返りましょう。

第二十九の計：スマートかつ慎重に会社に意見する

産業医の中には、〝忙しい〟を連発し自分のことしか言わない人がいます。このような態度で人事や職制にものを頼んでも成就するはずもありません。ものを頼むことイコール交渉です。事前にあらゆる可能性をシミュレーションしておく必要があります。つねに、客観データを分析し、紳士的にお願いすべきです。相手が難色を示した場合は次の案を提示し、顔色が変わった場合は、即退却してください。場の空気を常に察知し、引くことの勇気も大切です。

◉補足　曖昧なことに対して行動すると、負の感情を引き起こす扁桃体（大脳辺縁系）が活性化し、不快に感じます。よって、「プレゼン資料は図示して、数値化することが重要」で、不確実性（曖昧性）を回避するとうまくいきやすいです。参考書籍 2）p.166-168（〝第三十の計〟とも関連）

第三十の計：頼まれたら頼み返すの術

健康管理室に対し、人事や職制から頼まれることがよくあります。これを受ける時には、頼まれる事象より小さい範囲で懸案事項を逆に頼み返してみてください。人は頼む時が相手に対して一番弱いものです。平素から懸案事項を整理して、頼まれた時に頼み返せるように準備しておくことが重要です。まさに、仕掛け罠の極意です。何もない時にお願いするより、きっとうまくいきますよ。

◉補足

剣道でいう「小手抜き面」の要領（相手が小手を打ってきた時、とっさに身をかわし面を打つ抜き技）。

第三十一の計：機嫌の良い時に頼む

以前おられた人事課長は週明けの機嫌がすこぶる悪いことで有名でした。しかし月曜は前週の健康管理室業務決裁や報告事項が溜まり、健康管理スタッフは課長に印鑑をもらいに行く機会が多かったのです。そこで、いつも叱責されるので、機嫌の悪い月曜を避けてお願いに行くようになりました。どうしたことか、これだけのことで決裁事項がすんなりと通るようになりました。一度脚下されるとその判断を覆すのに大きな労力を要すものです。このように、人に物を頼む時には、当人のご機嫌サイクルも頭に入れて行動すべきではないでしょうか。

◉補足　感情の起伏の激しい人との付き合い方

①　相手のペースに巻き込まれない。
②　相手が落ち着いている時に話す。
③　怒りのポイントを知っておく。
④　否定も反論もせず聞き流し褒める。

第三十二の計：相手を立て、批判しない

産業医として赴任し、まだ人脈が完全に形成されていない時期に、安全衛生委員会などで職場の衛生問題を痛烈に批判する人がいます。衛生管理者や職場担当者は皆の前でメンツが丸つぶれです。一度、このような事があれば、今後の協力は望みにくいと思います。おかしいと思っても、すぐに会議で指摘しメンツを潰さないように、相手を立てる配慮も必要です。

相手を論破して短期的な課題解決を成し遂げても、逆に長期的には、軋轢となり新たな火種を発生させないかを考慮することも必要です。

◉補足

公衆の面前で、担当者を鋭く批判すると、メンツや立場を傷つけます。一方、産業医も間違ったことは訂正しないといけません。こういう場面では「間違っています」と論破するのではなく、「産業医として心配しています」と切り返すことをお勧めします。「対立」とは違う展開があると思います。

第三十三の計：迷ったら「GO（DO）」

例えば、業務上の会議や業務外のお付き合いで、出席しようか、出席すまいかを迷うことがよくあります。このような場合の鉄則をお教えします。〝迷った場合は出席する〟と覚えておいてください。迷って参加しなかった時に限って、欠席を後悔する事態が発生するものです。

また、間違って来室した従業員に面談等を断わろうか迷う場合があります。このような時でも、今回に限り許容してあげると今後の良い関係性が築けます。

◉補足

優れた経営者などは時として「直感」で判断することが多いようです。感覚でものを決める時、脳内では「大脳基底核」が興奮発火しています。「大脳基底核」はもともと運動の記憶を保存する原始脳に位置しています。つまり、本人の経験や知識の蓄積が保管されています。

しかし、あまりにも自分の経験だけで判断すると逆に間違った判断をすることもあり、うまくやっている人がよくやっている習慣は「めんどうと思っても、とりあえずは一度やってみること」です。即断を委ねられることも多く、「走りながら考える」ことも必要です。やってみて結果が良くても悪くても、やることで新しい経験を得て学習することができます。つまり、迷ったらGO（DO）です。

参考書籍 2) p.149-153

第三十四の計：弱みを見せる

一連の処世術と相矛盾するようですが、隙のない人には他人は近づいてきません。誰にでも自己顕示欲はあり、人に接する場合、成功談を示し自分を大きく見せたいものです。しかし、あえて一皮脱いで、自分の失敗談を交え、周囲の人を安心させる努力をしてください。時には羽目をはずしバカなことをするくらいでちょうど良いと思います。肩肘はらずリラックスを！

◉補足

欠点や弱みをさらけ出すことは心理学では「自己開示」と呼ぶそうです。自己開示すると相手も自分も心を開かねばならないと思い、同じ程度の自己開示を返してくることが多いようです。自分をオープンにするのが、他人と親しくなる近道です。

参考書籍 3) p.46-49

第三十五の計：態度を改める

事業場で唯一無二の存在の産業医は皆から観察されています。身だしなみや態度を平素から正さねばなりません。よれよれの白衣の前をはだけ、ポケットに片手を突っ込み、ガムを噛みながら風を切って廊下の真ん中を、スリッパを引きずって歩き、出会った従業員に会釈もしない。このような産業医は事業場で支持されないのは明らかです。加えて時間厳守も産業医の必須事項です。

◉補足

職場に行けば先生と言われ、医学的な内容について意見をすれば、ほとんどの場合真っ向から否定されたり、反対されるケースは少ないかもしれません。しかし、それは本当の姿ではないかもしれないという感覚を持ちましょう。礼儀正しく挨拶をしたり、個別の相談に親身になったり、人事担当者や管理職への姿勢は、一貫性を持って公平に行い、謙虚に努力することが重要です。

ちなみに従業員との面談は「～です。～ます。」調で！

第三十六の計：機転を利かせる

**部下は立たせたままで、
自分は座ったまま叱るタイプ**

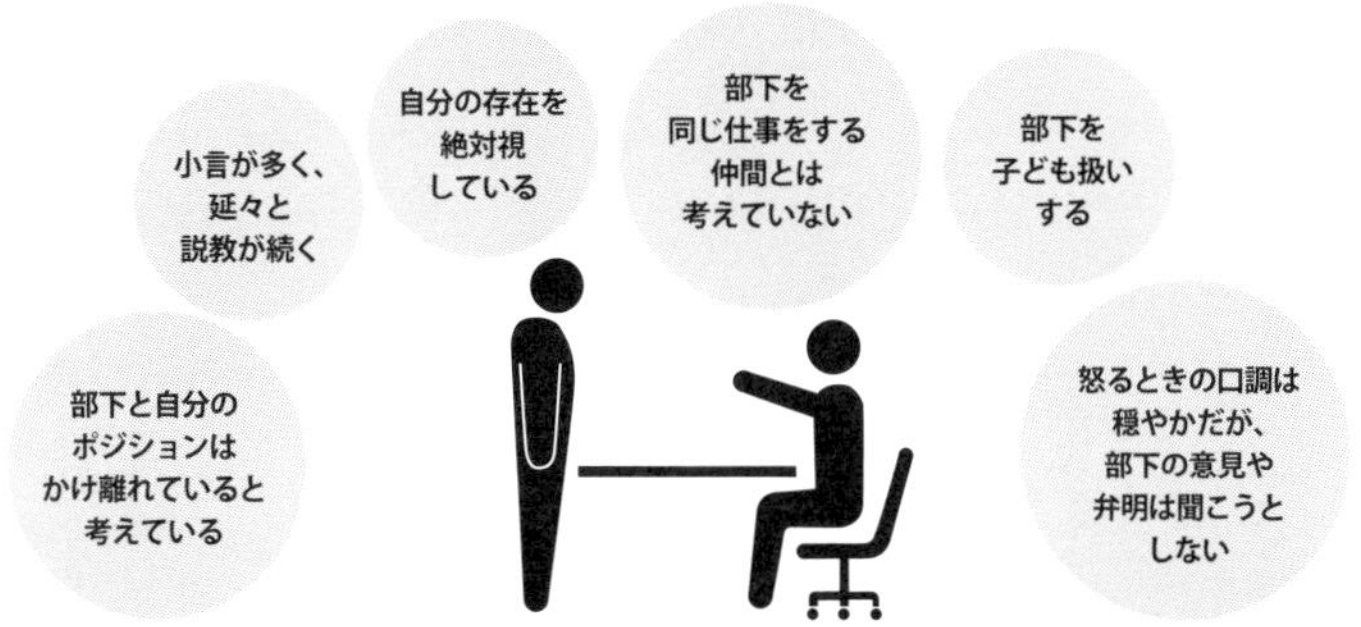
部下と自分の
ポジションは
かけ離れていると
考えている
小言が多く、
延々と
説教が続く
自分の存在を
絶対視
している
部下を
同じ仕事をする
仲間とは
考えていない
部下を
子ども扱い
する
怒るときの口調は
穏やかだが、
部下の意見や
弁明は聞こうと
しない

出典：渋谷昌三監修　悪用厳禁 閲覧注意の心理学：誰でも思いのままに操れる！
日本文芸社　2019

産業医に限らず、機転の利かない人はマネージメントに不向きです。常に自分の周りを観察する癖をつけてください。健診の診察で長蛇の列にかかわらず、マイペースで喋っている産業医がいます。産業医は、周りの空気を察知し機転を利かせ、「込み入った話なので、まだ他の従業員が待っており、時間と場所を変えて相談しましょう。」と切り返さねばなりません。また、従業員が相談に来られた時に、産業医は椅子に座りながら、立たせて相談にのっている風景を見ることがあります。「人を立たせる場合は自分も立つべし。自分が座す時は人にも座を勧めるべし。」を肝に銘じて下さい。全てにおいて気の利く産業医になりましょう。

◉補足　前ページの図は部下を立たせて自分が座ったまま叱る上司の心理状態です。上から目線はご法度です。診察室から従業員が退室するときも笑顔で会釈しましょう。

用語について（補足）

例えば、「社員」を表現する用語は「従業員」、「職員」、「勤労者」「労働者」などがあります。一方、「会社」を表現する用語は「事業場」、「事業所」などが使われ、「使用者」については「事業主」、「事業者」など、様々な表記が使われています。旧労働省の公式表記では、「労働者」、「事業場」、「事業者」で統一されていますので、できるだけ当冊子もこれに合わせています。が、一部、文脈によっては敢えて統一させていないことがありますので、お含みおきください。

また、その他、「職制」など、聞き慣れない用語が出てきますが、「職制」とは事業者（人事など）がケースに応じて依頼する、事例解決で対応する上司ラインのことです。

参考書籍

1）イノベーションの本質　野中郁次郎、勝見明著　日経ＢＰ　二〇〇四
2）認知バイアスの教科書　西剛志著　ＳＢクリエイティブ　二〇二三
3）悪用厳禁　閲覧注意の心理学：誰でも思いのままに操れる！　渋谷昌三監修　日本文芸社　二〇一九
4）米軍式　人を動かすマネジメント～「先の見えない戦い」を勝ち抜くＤ-ＯＯＤＡ経営～　田中靖浩著　日本経済新聞出版社　二〇一六

まとめ（心掛けるポイント）

「産業保健スタッフとして心掛けること（アナログ人間のススメ）」

・いつも門戸を開けておく
・「個と全体（蟻の視野と鳥の視野）」をバランス良く＝「着眼大局、着手小局」
・厳しい（父性的）仕組み、ウエット（母性的）な運用で
・全員を健康にしようと気負わない（はじめは顔を覚えてもらうくらいで上等）
・人事・職制との役割分担。厳しいことは人事から伝える
・「産業医や看護職に相談して良かった、得した、また来たい」と思ってもらえるかの一期一会
・よろず相談に対応（交通整理を上手にする）
・依頼には可能な限り対応。できない場合は代替案を提示
・会議では建設的な意見（≠文句）を述べる
・日常から様々にアンテナをめぐらせ情報収集
・職場仲間とのコミュニケーションを大切にする（健康管理室内紛は滅びの一歩）
・自身や家族のＱＯＬを大切に余裕をもって接する（幸せのおすそ分け）

補足資料

番外編（職員向け講話から抜粋）

【基本】

一、迷えばクライアント（従業員）のためになっているかを原点に考える。

二、全て自己責任と考えると世の中全てがうまくいく。ただし、責任感の強い人は過剰適応にならないよう自己コントロール。

【組織としてのスタンス】

三、職種や係のニッチ業務のオーバーラップが重要（クレバスになるか架け橋になるか）。

四、仕事は専門要素の深掘りも重要、ただし蛸壺化に注意すること。

五、同時に横軸を通すローテーション可能なルーチン業務も大切（横糸と縦糸がないと面にならないので）。

六、一体化は結果であって目的ではない。目標を一にできるチーム作業の中で自然に醸成される。

七、業務の範囲は左右45度のベクトルの範囲でＯＫ。ベクトルを合わせすぎると「ＹＥＳマン組織」になるだけ。斬新な発想や提案を大切にしたい。

八、　職場で「ありがとう」をはやらそう（感謝報恩の精神）。

【個人としての心構え】

九、　上司からのわかりやすい指示も重要だが指示待ちでは発展性なし、上司のスキルを盗むべし。

十、　逆に上司も部下がわからない事がわからない、つまり徹底的に上司へ質問し納得すること。中途半端に昇進し今さら聞けなくなり、適応障害になる社員も散見されるので注意すべし（聞くは一瞬の恥、聞かぬは一生の恥）。

十一、納得・達観できたほうが楽しく仕事ができる。これを「役割の理解」という。

十二、しかし、新人の時は、納得しなくても言われた事を確実にこなし体で覚えるべし。これを「守」という。雑巾がけも続ければ新たな世界が開け、一点の楽しさが湧いてくるもの（修行期間に基本を習得）。同じやるなら楽しくしたいもの。

十三、ベテラン（主任前後）になれば、業務に自分なりの工夫や企画も盛り込み提案すべし。これを「破」という。

十四、さらにベテラン（主務前後）になれば、部下を指導させる考え方の柱を持つべし。自分流を磨くこと。これを「離」という。

十五、新人は上に対して7、中堅は5、上司は3の気配りを心掛ける（753の法則）。

十六、逆に上司は上3、下7なので、時には上司と議論しても部下を守るべし。

十七、1を聞いて10を悟るような仕事ができれば理想（気の利く人になろう）。

十八、人と比較すると不幸の始まり。目標にしたりスキルを盗むのは良いが、人のコピーはあくまでコピーにしか過ぎない。

十九、山の登り方は千差万別、道を間違えなければ必ずゴールに着く。焦ることなし。

【達観・応用編】

二十、「怒りは敵と思え（徳川家康）」。対立してもお互いが疲弊するだけ。大人のしなやかな竹のような対応を。逆風は正面から対峙せず体をかわして風を抜くこと。

二十一、適材適所は才能集団に勝る。

二十二、上司は思いつきでたくさんの業務（資料など）を部下に求めがち（トップの一言に部下が過剰反応：バタフライ効果と呼ぶ）。よって、優先順位をつけ、時には「はいと言い、にっこり笑って従わず」でいく。上司が忘れていればスルーできて業務軽減。他方、自身がやるべきと判断したことはすぐに実行すること。

二十三、ユーモアを持ち愛される存在を目指す。嫌われると、提案した企画に対し「今はそのような余裕がないので実施できない」と言われる。逆に好かれていると「このような時だからこそ、従業員を元気にする企画が必要だ」と了承される。嫌われているか、好かれているかで全く逆の展開に。

参考スライド（産業医向け講話から抜粋）

【最後に】
産業医として組織で生き残るためには

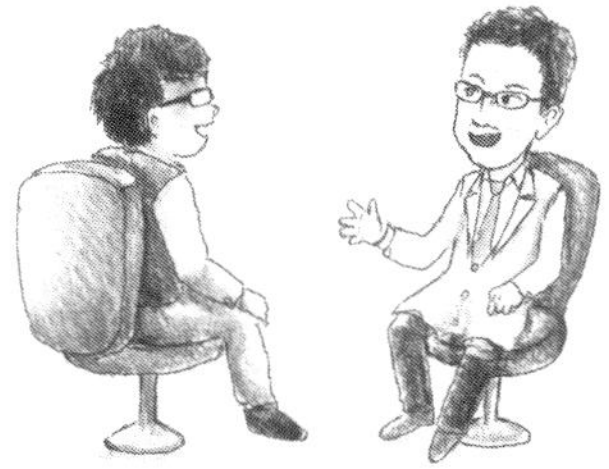

「自分への問いかけ；
それは、働く人の助けになっているか？
自分の保身のためになっていないか？」

・責任を極端に回避する傾向にないか。多少リスクテイクするのが医師。

・自分のために「本日のおすすめ」を提案していないか。

・労働者や弱者に寄り添うヒューマニズム。

「アウトソーシングでなく組織内部に居ないとできない役割を果たしているか？」

・「あの先生の言う通りになるなぁ、言う通りにしたらうまく行くなぁ」の感覚を、相談に来た人、介入した人、労使双方に持ってもらうことが産業医への信頼である。

・三方良しとなるバランス感覚、これが真髄。

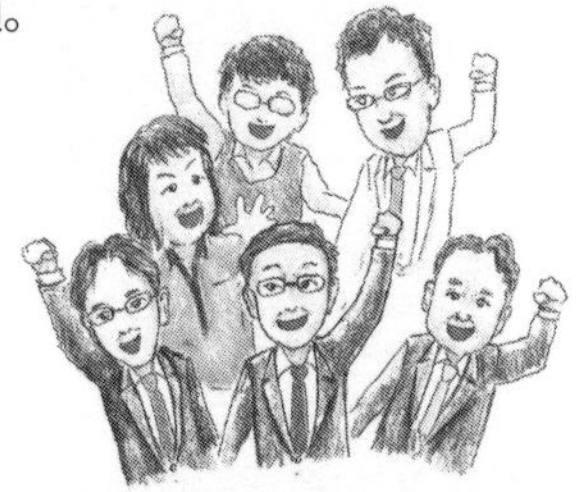

「産業医は「良い加減」くらいがいい」

（いい加減は良い加減）

「良い vs 悪い」の二律背反からの脱却

⇒「どっちでも良い、どうでも良い」のすすめ

・まずは健康管理室の人間関係を盤石にする（看護職との対立は滅びの第一歩）

・産業医が人事・職制と対立することはご法度

・村の診療所と同じ（噂は光より早く伝わります）

「信頼はなかなか醸成しないが、失うのは一瞬」

・臨床は偉そうな事を言ってもすぐに結果が出る、できたかどうかの世界。

・産業医は「あの先生の判断に従うと課題が収束するな」と感じさせること、これがセンス。

・結果にコミットする産業医は、評価される項目が違うものの、臨床医と同じこと。

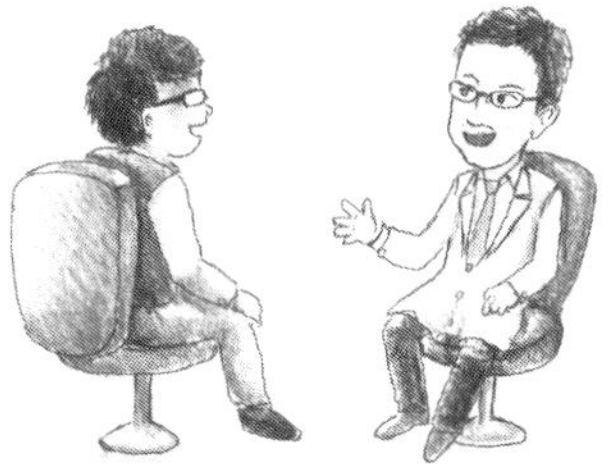

「継続は力なり」

・A 産業医：昨年入った産業医は優秀で、入社後すぐに新しい施策や古い仕組みを改革し、急進的に産業保健を進展させる。一方で性急な性格で本社人事担当者等とぶつかり、翌年に退職してしまった。その結果、最新のシステムも頓挫の模様。

・B 産業医：多少キレが悪いが、社員や人事からの相談にも丁寧に対応し、課題を解決 / 収束させる人間力にたけ、評判が良い。会社と良い関係性を構築していると共に、長く居ることを公言してくれているので一環した産業保健が継続されている。

⇒質問：会社はどちらを選びますか？

コメント：産業医は戦死してはいけません。生き残ることが重要です。
生き残らないと自分の志を達成できません。

「組織としてのスタンス」

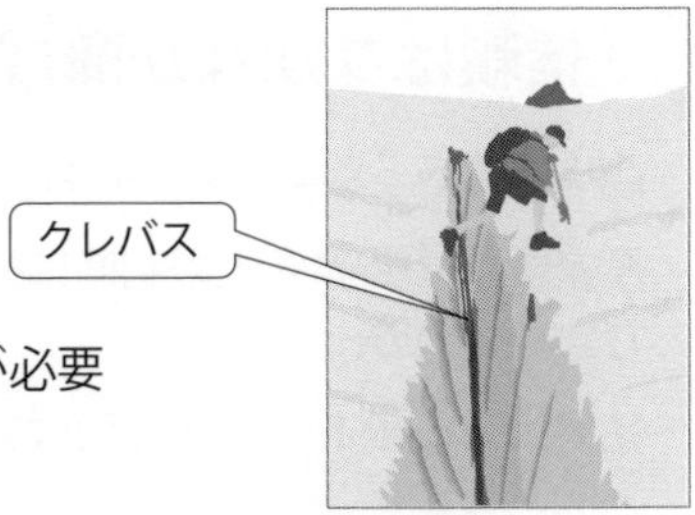

・境界領域は職種間でオーバーラップが必要
（**クレバス**になるか架け橋になるか）。

・仕事は**専門性**(縦糸)の深掘りも重要、ただし**蛸壺化**に注意すること。
同時に横糸を通すローテーション可能な**ルーチン業務**も大切
（横糸と縦糸がないと面にならないので）。

・「挑戦・協力・思いやり」の風土
職場で「ありがとう」をはやらそう（**感謝報恩の精神**）。

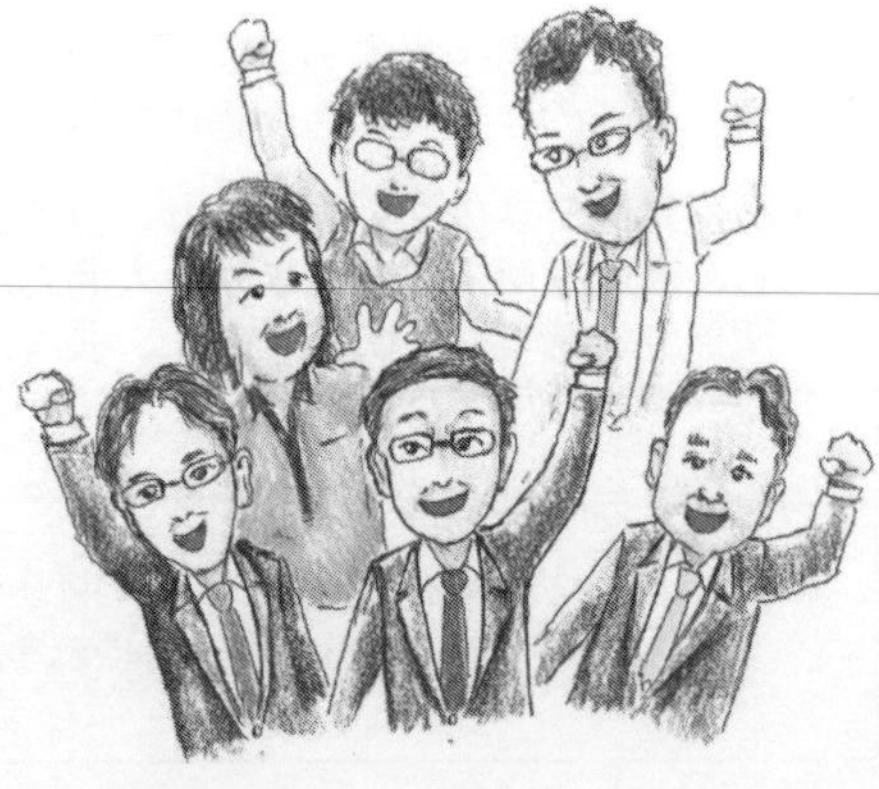

謝辞：この本は、二〇〇六年に産業医科大学産業医実務研修センターから、新たに産業医になる若手医師に配布していた冊子を基に執筆いたしました。当時の出版にご尽力いただいた、産業医科大学の森　晃爾先生と亀田高志先生、パナソニック職域において新入産業医への講義資料として作成いただいた橋口克頼先生、また中央労働災害防止協会から新装出版の機会を与えていただいた、圓藤吟史先生に深謝申し上げます。

●著者略歴

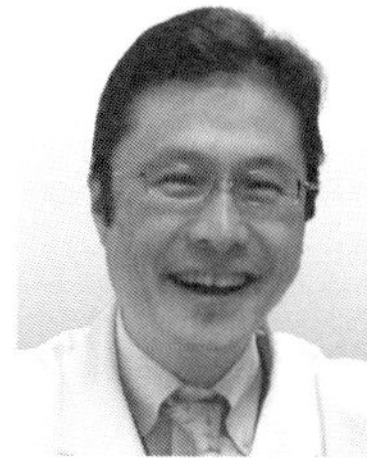

伊藤　正人（いとう・まさと） 1961年1月16日生まれ

パナソニック健康保険組合 産業保健センター所長

【出身大学】

1986年　産業医科大学医学部卒業　医学博士

【職歴】

1986年　松下記念病院内科研修医、及び長崎大学熱帯医学研修修了（ディプロマ取得）

1988年　松下電器健康保険組合健康管理センター

（現パナソニック健康保険組合健康管理センター）

総合健診部（兼）消化器健診部（兼）海外医療対策室

1993年　松下電子工業本社（現パナソニック㈱高槻健康管理室）室長（専属産業医）

2007年　パナソニック㈱ AVC社南門真健康管理室 室長（専属産業医）

2008年　パナソニック㈱ AVC社産業医グループ長（総括産業医）

2011年　パナソニック健康保険組合健康管理センター 副所長

2013年　同　健康管理センター 所長

2017年　同　産業保健センター※所長

～現在　（※傘下に健康管理センター・産業衛生科学センターを併設）

【学会活動・資格等】

社会医学系専門医協会指導医、日本産業衛生学会指導医、労働衛生コンサルタント、

日本消化器内視鏡学会専門医、日本内科学会認定医、日本消化器がん検診学会認定医

日本産業衛生学会代議員、同産業医部会幹事（前 近畿産業医部会長）

産業医科大学産業衛生教授、大阪医科薬科大学非常勤講師

安全衛生・人事労務スタッフにも役立つ
産業医の処世術 三十六計

令和６年３月18日　第１版第１刷発行

著　者　伊藤　正人
発行者　平山　剛
発行所　中央労働災害防止協会
〒108-0023
東京都港区芝浦３丁目17番12号　吾妻ビル９階
電話　販売　０３（３４５２）６４０１
　　　編集　０３（３４５２）６２０９
ホームページ　https://www.jisha.or.jp

イラスト　松見　有規
表紙・本文デザイン　スタジオトラミーケ
印刷・製本　シンソー印刷株式会社

乱丁・落丁本はお取り替えします。
ISBN978-4-8059-2146-3 C3060